AF368862

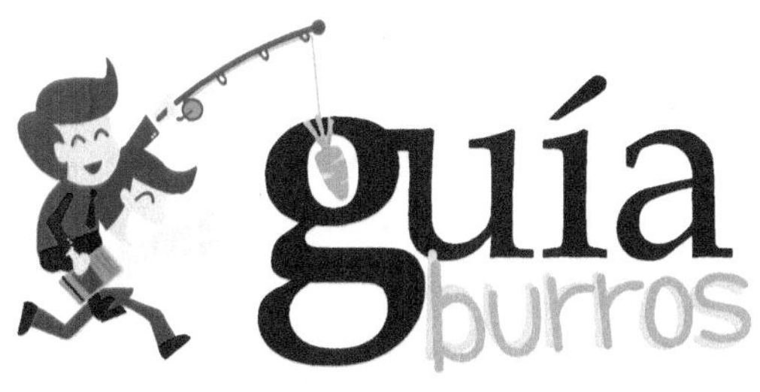

MEDICINA AYURVÉDICA

SABIDURÍA ANCESTRAL DE LA INDIA PARA LA SALUD Y LA LONGEVIDAD

RAFAEL SANTAMARÍA

www.medicinaayurvedica.guiaburros.es

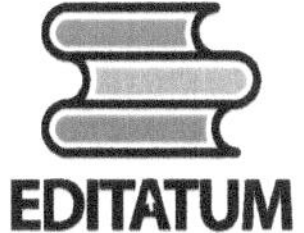

EDITATUM

Diseño de cubierta: © Marta Villarín (EDITATUM)
Maquetación de interior: © EDITATUM

Primera edición: julio de 2021
Segunda edición: julio de 2023

ISBN: 978-84-18429-28-6
Depósito Legal: M-20265-2021

IMPRESO EN ESPAÑA/ PRINTED IN SPAIN

Sobre el autor

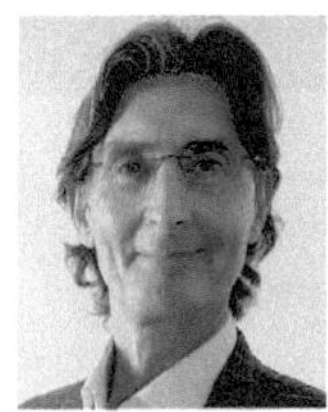

Rafael Santamaría es licenciado en Medicina y Cirugía y especialista universitario en Medicina Psicosomática, Psicología de la Salud e Hipnosis clínica. Es médico acreditado en TMNC (Terapias médicas no convencionales) por el Ilustre Colegio Oficial de Médicos de Alicante y Médico homeópata por el Instituto Mexicano de homeopatía y la Federación Española de Médicos Homeópatas (FEMH).

Profesor de Yoga por "Estudio y transmisión del yoga" (ETY) y *Master Yoga Teacher* por Yoga Alliance International. Es también diplomado en ayurveda.

Vinculado desde joven con el mundo del yoga y la espiritualidad, practica la meditación desde hace 40 años. Ha realizado cursos avanzados y retiros de meditación fundamentados en la tradición védica y el yoga, pero también en otras tradiciones meditativas.

Como formador de profesores de yoga, aporta la visión profunda de textos clásicos como los *Yogasutras* de *Patanjali* desde una perspectiva integradora con los conocimientos modernos de la neurociencia contemplativa y también del ayurveda a la luz de los conocimientos actuales de la medicina moderna.

Es autor, en esta misma colección, del libro *GuiaBurros: Meditación. Una guía para serenar la mente y desarrollar la atención.*

Dirige desde 1995 **ALAYA Clínica Nature Institute** un centro vinculado a la práctica clínica de la Medicina Integrativa y a la docencia de la meditación, el yoga, la medicina mente-cuerpo y la salud integrativa. Mas información en las webs: **www.alayaclinica.com / www.alaya.institute**

Agradecimientos

*A Maharishi Mahesh Yogi
por restaurar el papel fundamental de la Conciencia en el
ayurveda y por ser una Luz en
mi camino.*

*A mi padre Vicente y a mi abuelo Salvador,
médicos, que despertaron en mí el interés por la salud y la
curación y me trasmitieron sin palabras, la humanidad que el
arte y la práctica de la medicina exigen.*

*A Rajna,
que compartió tanta vida conmigo y me enseñó, en sus últimos
momentos, el amor y la humildad que todo médico debe
cultivar ante el misterio de la vida y la muerte.*

*A mis compañeros de profesión,
y a todos mis pacientes y alumnos,
fuente constante de aprendizaje.*

índice

Introducción

Hoy en día es fácil encontrar abundante bibliografía en español sobre medicina ayurvédica, así que cuando se me planteó la propuesta de escribir un libro sobre **ayurveda,** me pregunté ¿por qué sumar entonces un libro más? ¿Y por qué hacerlo además con el condicionante de un formato tan pequeño destinado a ser apenas una guía básica? Suponía un reto condensar tanta sabiduría antigua en tan poco espacio y tratar al mismo tiempo de no repetir lo que tantos otros libros ya ofrecen.

Reflexioné también sobre aquellos libros de **ayurveda** traducidos a nuestro idioma que sin embargo, no favorecen una comprensión fácil, ni adecuada para todo el mundo, de la esencia de esta antigua ciencia. Presentan además, propuestas, que hechas en otro tiempo y para otros hábitos de vida, pueden ser difíciles de aplicar, si antes no han sido debidamente actualizadas.

Todo ello me motivó a escribir este libro con un objetivo bien claro: mostrar, a través de la ventana del **ayurveda,** un paradigma nuevo para muchos, pero ancestral en el tiempo, que nos trae una cosmovisión diametralmente opuesta a nuestra concepción materialista de la vida y a nuestra limitada visión de la salud y la enfermedad. Un paradigma que alberga una ciencia que nos invita a **ampliar nuestra conciencia y a profundizar la comprensión** de quienes somos y del mundo que habitamos.

Y es que la conciencia, como verás, resulta ser el factor más crucial, importante y fundamental para la vida y para la salud.

Este libro se gesta en abril del 2021. Corren tiempos difíciles. Numerosos sectores de la sociedad están afectados secundariamente a una crisis sanitaria global que aqueja a buena parte del mundo. Pandemia, coronavirus, vacunas, restricciones de movilidad, estado de alarma, colapso de servicios sanitarios, mascarillas, cierre de negocios, aislamiento, soledad, miedo, dolor, rabia… nos hemos enfrentado a todo ello desde hace más de un año. Y no parece fácil ni cercana, la solución definitiva, pues hay demasiados efectos colaterales en esta pandemia y demasiados flecos en las soluciones propuestas hasta la fecha.

Pero quizás, si volvemos la vista atrás, mucho más atrás de lo que en principio podamos imaginar, y si permanecemos abiertos de mente a lo que encontremos, quizás entonces, una nueva luz ilumine el presente. Una luz que proviene de otro paradigma, de otra forma de entender al hombre y al mundo, y qué duda cabe, a la salud y a la enfermedad. Una luz que nos permita ver el bosque que los árboles no nos dejan ver.

Es fácil quedar ofuscados por la magnitud del *"texto"*, perdiendo de vista que el *"contexto"* es tanto o más importante. Por ejemplo, hoy sabemos, que la influencia de la genética es más pequeña de lo que se creía y que no son los genes *per se* quienes determinan una característica fisiológica o patológica, sino la **"expresión"** de dichos genes. Un gen que no se expresa, que permanece dormido o apagado, no puede manifestar la información que codifica. Surge entonces la pregunta ¿qué determina que un gen se active o no? y la respuesta es, el *contexto*, es decir el **estilo y las condiciones de vida,** que generan las influencias necesarias para encender o apagar determinados genes. A estas influencias las conocemos hoy como **epigenética.** El *"texto"* —la genética— es poco relevante sin el *"contexto"* —la epigenética—. Así pues, para que se desarrolle o manifieste cualquier enfermedad, es necesaria la confluencia de varios y múltiples factores, no solo en cuanto al supuesto agente causal o etiológico, sino sobre todo a las **condiciones del huésped.** La situación de éste cobra mucha más relevancia que la "causa externa desencadenante" y determina el curso y la gravedad de la patología.

La enfermedad de la COVID-19 es una enfermedad multisistémica que afecta a numerosos órganos y sistemas, entre ellos al pulmón, los cuales se dañan, no tanto por la acción citotóxica del virus, sino por la respuesta exacerbada *(tormenta de citoquinas)* de un **sistema inmune disfuncional** que ha respondido de manera anómala a la infección. ¿Qué determina, entonces, la mayor o menor afectación multisistémica y la gravedad de la enfermedad? No es difícil deducir que la respuesta correcta es el *"contexto"*, **el huésped** —su estado de salud, edad, comorbilidad, nutrición, bienestar emocional, presencia de inflamación de bajo grado, etc.— es quien determina el curso y desenlace de la COVID-19 y **no** el virus en sí mismo.

Hace unos 2200 años, en el *Manual de Medicina Interna del Emperador Amarillo,* se decía lo siguiente:

"Administrar medicamentos para tratar enfermedades que ya se han declarado y eliminar síntomas que ya se han desarrollado es como empezar a excavar un pozo cuando ya se tiene sed o ponerse a fabricar armas cuando ya se ha entrado en combate. ¿Acaso no es demasiado tarde para emprender tales acciones?".

Es evidente que en aquellos tiempos, la **Medicina Tradicional China** no disponía de los medios terapéuticos y farmacológicos de la medicina occidental actual. Entonces, ¿qué los llevó a enunciar semejante concepto, propio de la medicina preventiva más avanzada? Parece evidente que debían saber mucho más de lo que pensamos acerca del *"contexto"*, de aquellos factores que, aun siendo ajenos a la causa directa de la enfermedad, eran determinantes en la vulnerabilidad o resistencia a la misma.

Por su parte, el **ayurveda,** la antigua ciencia de la salud y la medicina de la India antigua, de la India védica, conocía bien el principio de la ***yukti***[1] que asemeja el proceso de enfermar en la medicina, con la siembra en la agricultura, donde para obtener una cosecha, hace falta una semilla fuerte y sana, una buena tierra, el agua necesaria, y las condiciones climatológicas adecuadas. Si falla alguno de estos factores la cosecha no llegará a buen término.

---

1. El resultado depende de la concurrencia de múltiples factores.

El principio de la *yukti* hace por tanto referencia a que **toda enfermedad es multifactorial** y que no debemos tener un punto de vista reduccionista.

Así pues, intentar buscar una **solución centrada solo en el agente causal,** el *"texto",* sin tener en cuenta apenas el *"contexto"* –la persona y el entorno en el que se desenvuelve–, no parece mostrar la comprensión profunda que medicinas ancestrales tenían de la salud y la enfermedad. No olvidemos que la medicina oficial, occidental, científica, es relativamente joven con poco más de 200 años desde que se consolida como tal. Muy lejos, por tanto, de los **miles de años** que tienen las dos medicinas recién mencionadas.

Esta antigüedad y la ausencia de tecnología y del método científico tal y como lo conocemos, puede llevar a argumentar que el **ayurveda** y otras medicinas tradicionales, no son medicinas científicas, sino **sistemas médicos empíricos** o **mágico religiosos.** Sistemas que son desdeñados y desprestigiados por la todopoderosa ciencia. Mas si pensamos de esta manera estaremos cometiendo un error de acuerdo con la definición que Pedro Laín Entralgo[2] expone en su *Historia de la Medicina*[3] acerca de los **sistemas médicos de atención al enfermo,** y en concreto a las características propias de los **sistemas técnico-científicos:**

---

2. Doctor en Medicina, historiador, filósofo y ensayista, galardonado con el premio Príncipe de Asturias de Comunicación y Humanidades en 1988. Catedrático de Historia de la Medicina en la Universidad de Madrid, desde 1942 y Rector de la Universidad Central de Madrid desde 1951.
3. 1978 Salvat Editores, S.A.

"El técnico…que resulta de la conjunción de dos exigencias básicas, hacer algo sabiendo racionalmente qué se hace y por qué se hace lo que se hace, y referir este doble saber al conocimiento, también racional, de la naturaleza de la enfermedad y del remedio".

Qué duda cabe que la **medicina ayurvédica,** cumple bien estos requisitos y es por derecho propio, una medicina técnico-científica que se inscribe, sin embargo, en un **paradigma**[4] **bien distinto** a nuestro paradigma occidental y actual. Thomas Samuel Kuhn, historiador, filósofo de la ciencia y doctor en física, amplió el término **paradigma** al: "conjunto de prácticas (prescripciones) que definen una disciplina científica a lo largo de un período determinado".

Así podemos decir, que un **paradigma** es, en su más amplio sentido, toda constelación de creencias, valores, experiencias, técnicas etc. sobre una esfera específica de la vida, que comparten los miembros de una comunidad o cultura dada. Es más, el paradigma no es solo una manera particular de entender la vida y el mundo, sino un modo determinado de **actuar sobre la realidad que en él se codifica.**

Definitivamente el **ayurveda** tiene una visión muy distinta a la nuestra, de percibir y entender la salud y la enfermedad, el hombre y la naturaleza. Su **código de lectura no es por ello menos certero, racional y científico.** Su

---

4.   Del griego *Paradeigma:* patrón, plano, modelo a seguir.

visión le lleva a actuar bajo sus propias premisas, obteniendo resultados evidentes, aunque su modo de operar sea incomprensible desde la perspectiva de la medicina occidental que usa otro lenguaje, otra lectura, otro paradigma en definitiva. Si pretendes acercarte al **ayurveda,** necesitas cambiar tu código de lectura y aprender un lenguaje nuevo, que te permita contemplar la salud y la enfermedad, el hombre y el universo desde una perspectiva diferente. Necesitarás **observarte y entenderte con nuevas premisas.** Y ese conocimiento te dará también, a través de sencillos cambios en tu vida, la posibilidad de modificar, modular y encauzar la inteligencia innata que habita dentro de ti y que mantiene tu equilibrio, siempre y cuando, fluya sin obstáculos ni resistencias.

El **ayurveda** es una **ciencia sensorial.** Su visión y su modo de operar, es a través de cualidades que pueden ser percibidas a través de los cinco sentidos: oído, tacto, vista, gusto y olfato. Tendrás, por tanto, que empezar a **sentir más el mundo** en lugar de solo **pensarlo y analizarlo.** Ello supone una gran ventaja, porque el **ayurveda** habla el mismo lenguaje que tu fisiología, y está hecho de la misma pasta que tú y la naturaleza toda. Su código de lectura es el lenguaje de la creación y de cómo la **conciencia se convierte en mente y fisiología.**

» **FUNDAMENTOS DEL AYURVEDA. Capítulos del 1 al 6.** En ella se esbozan algunos de los **principios** que rigen esta ciencia, y que desde mi punto de vista son esenciales para comprender de manera lógica, fácil y coherente la segunda parte. Asimilando bien estas ideas básicas, no necesitarás aprender de memoria sus diferentes recomendaciones prácticas, pues ellas podrán ser deducidas con relativa facilidad.

» **RESTAURAR LA PSICOFISIOLOGÍA. Capítulos del 7 al 9.** En estos capítulos se expone, brevemente, **los mecanismos que nos llevan a perder el equilibrio y la salud** y aquellos medios a nuestro alcance, que nos permiten, a través de ciertos cambios en nuestra **actitud, alimentación y estilo de vida,** mantener la salud y recuperarnos de los desequilibrios cotidianos.

Lo expuesto en este libro, lejos de abordar la extensión y complejidad de la medicina ayurvédica, tiene como única función concienciarte de que **tienes la responsabilidad y la posibilidad, el deber y el derecho, de mantener tu propia salud.** Su pretensión es solo abrir una puerta por la que puedas vislumbrar una nueva dimensión acerca de ti, la salud y el mundo. Si este libro despierta tu curiosidad y tu motivación para cruzar esa puerta y profundizar en la compresión y la aplicación del **ayurveda,** habrá cumplido su propósito.

En ningún momento pretende sustituir el criterio, diagnóstico y tratamiento de un profesional sanitario cualificado, en el caso de enfermedades y trastornos concretos, por lo que, si es tu situación, consulta siempre con tu médico sobre la idoneidad de introducir ciertos cambios en tu vida.

Capítulo 1
El paradigma védico

Como hemos visto, un paradigma es un *modelo de la realidad,* un *código de lectura* que te permite percibir, comprender e interactuar con la "realidad" que describe, realidad que, no olvides, siempre supera a cualquier modelo que de ella podamos elaborar.

El **paradigma védico,** en el que se sustenta el **ayurveda,** es claramente diferente al paradigma científico occidental. Comprenderlo bien, es esencial para ver el alcance de la medicina de la antigua India.

El Veda

Veda, etimológicamente se deriva de la raíz *"ved",* que significa ver, conocer. **Veda** es, por tanto, **conocimiento.**

Hoy en día podemos encontrar con relativa facilidad los textos que componen la literatura védica, una vasta colección de libros acerca de todo. Y cuando digo *todo* me refiero a los **tres componentes del acto de conocer:** el **sujeto** que conoce, la materia u **objeto** conocido y el **proceso** de conocer que relaciona ambos.

No tenemos certeza histórica de cuándo el conocimiento védico se convirtió en una inmensa biblioteca escrita, mucho más grande de lo que puedas imaginar. Sin embargo el **Veda** es mucho más que una vasta colección de libros acerca del conocedor, lo conocido y el conocer. En palabras de Maharishi Mahesh Yogi[1]:

> "El verdadero significado de la palabra veda no es una colección de libros provenientes de la antigua India como es comúnmente asumido por la mayoría de los eruditos occidentales u orientales. Es algo enteramente diferente. Veda significa conocimiento. Conocimiento total de toda la vida. El Veda está presente en cada punto de la creación. Es el campo subyacente de conocimiento puro, de Conciencia Pura, desde el cual emerge toda la diversidad".

Y esto implica, no solo una nueva visión del **Veda,** sino además, una clara diferencia con el paradigma occidental, donde la conciencia es solo un epifenómeno del cerebro. Sin este órgano, consecuencia de la evolución biológica de las especies, no se concibe la existencia de la mente ni de la conciencia. La conciencia es, por tanto, un logro, un fruto de la complejidad evolutiva de la biología, una consecuencia, en definitiva, de la materia.

---

1. Maharishi Mahesh Yogi, natural de Raipur, India. Fundó en la década de los años 60 la Organización de Meditación Trascendental, desplegando progresivamente a lo largo de su vida el conocimiento védico, y restaurando el ayurveda a su pleno valor.

Pero en el **paradigma védico,** la conciencia es primaria y la materia secundaria. La biología y la materia son en realidad un epifenómeno de la conciencia y no al revés. La creación sigue un proceso de arriba abajo y no de abajo arriba. Su **patrón no es evolutivo** (hacia la unidad y la conciencia) **sino involutivo** (hacia la multiplicidad y la materia), pues todo surge de una fuente única, la **Conciencia Pura** y sufre, en sucesivas etapas, crecientes grados de diversificación y materialización. Este modelo de la realidad, bien alejado de la teoría evolucionista de Darwin, mantiene sin embargo paralelismos con la física cuántica y la cosmología.

En la primera, se busca desde hace décadas, la gran unificación de los campos de fuerza y materia y se propone la existencia de un campo unificado, de vacío cuántico, totipotencial, del cual surgen los campos de información, energía y materia que forman el Universo.

Por su parte la cosmología, nos habla del *big-bang,* y de cómo a partir de lo que se conoce como *singularidad* –un punto matemático al que no se puede llegar y donde la curvatura del espacio-tiempo se hace infinita– surge expansivamente el universo y la materia.

Pues bien, este *vacío cuántico totipotencial* y esta *singularidad* es, desde la perspectiva védica, un solo y único campo de **Conciencia Pura,** que constituye el origen y fundamento de todo cuanto existe en el espacio-tiempo.

Es por ello, que el **Veda,** haciendo referencia a este campo que subyace a todo, se considera **increado** –*apaurusheya*– y eterno –*aitya*–. Aunque no es producto de la mente humana, el hombre tiene, sin embargo, la posibilidad de acceder directamente a este campo, mediante un proceso de purificación y refinamiento de su mente que es bien descrito en otra disciplina védica, el **yoga.**

Maharishi Mahesh Yogi expresa:

"Tu conoces el Veda siendo el veda. Tú tienes la cognición del veda siendo el Veda. La cognición del Veda es en su propio nivel… pura alerta. Y allí el intelecto no puede llegar".

Y en el ***Rig Veda,*** uno de los cuatro *Vedas* que expresa el valor unificado de la Conciencia Pura, se dice:

"Richo akshare parame vyomam
yasmindeva adhi vishve Nisheduh
Yastanna veda kimricha karishyati
ya ittadvidusta ime samasate".

El richa –la expresión del Veda– está situado en akshara, el "campo trascendental imperecedero.
En el cual residen todos los devas, los impulsos de inteligencia, responsables de todo el universo manifiesto.
Para aquél cuya conciencia no está abierta a este campo (trascendental), ¿qué pueden lograr los himnos (védicos) para él?

Aquél que conoce este nivel de la realidad está establecido en la uniformidad, en la totalidad de la vida.

Para que esta percepción pueda tener lugar, la mente ha de funcionar desde el **estado meditativo.** Esta **mente meditativa,** es una mente sumamente calmada, tranquila, silenciosa y al mismo tiempo extraordinariamente lúcida, alerta y atenta. Una mente así no distorsiona ni tergiversa la realidad percibida porque, desprovista del ego y de condicionamientos, es transparente como un cristal.

Con un desarrollo así, los antiguos sabios de India, los *rishis*[2], percibieron de manera directa ingentes cantidades de información y conocimiento sobre el funcionamiento del universo y de la creación.

El conocimiento esencial del **ayurveda,** al igual que el resto del conocimiento védico, se considera un **conocimiento revelado,** es decir, captado, aprehendido e intuido de manera directa por la consciencia. Se diferencia pues, claramente del conocimiento científico actual, que es obtenido por medio de la percepción sensorial y la razón y a través del análisis, la experimentación y la posterior verificación. Mientras el primero es un conocimiento **objetivo y holístico,** el segundo es un conocimiento **subjetivo y parcial.** Sé que a primera vista parece justo lo contrario, pues

---

2.   La palabra *rishi* hace referencia a veedor, al que ve. Pero no a través de un proceso mental, sino a través de una cognición directa de un aspecto de la Realidad o totalidad. Hace referencia también al sabio, al que posee el don de la sabiduría y el discernimiento. Expresa también el aspecto del conocedor en la estructura de tres en uno de la Conciencia Pura.

pensamos que todo aquello que es científico, lejos de ser una mera opinión subjetiva, es información objetiva, contrastada y verdadera. Sin embargo, el conocimiento científico, al igual que cualquier otro conocimiento humano, es en última instancia **subjetivo,** pese a los medios objetivos de experimentación, porque siempre va a estar coloreado por la visión parcial del científico.

En contraste, el conocimiento védico es **objetivo,** pese a los medios subjetivos de aproximación, porque se obtiene en un estado de conciencia, donde la existencia del ego y de sus condicionamientos y expectativas ha desaparecido, quedando solo la **pura observación** de la realidad tal cual es. El énfasis en esta forma de conocimiento está dado en la **pureza del sujeto** que conoce, mientras que en el científico, la importancia radica en la "pureza" de los medios científicos de investigación. Es la **conciencia del sujeto** la que estructura y organiza el conocimiento y no al revés.

El conocimiento védico aporta una experiencia de **integración y sabiduría** en el proceso de conocer, debido a que cada parte está conectada con la totalidad. Mientras que el conocimiento científico deja generalmente una sensación de frustración y de mayor desconocimiento, pues cuanto más se conoce (el mundo en su infinita multiplicidad y desconectado de la unidad) más queda por conocer.

De ahí que las teorías científicas, tengan que ser cambiadas o actualizadas, a veces en muy poco tiempo, a la luz de nuevas investigaciones y nuevos descubrimientos.

La Conciencia Pura

La conciencia es la materia prima del universo, es la fuente de todo lo que observamos y percibimos. Antes que la materia y el espacio-tiempo, antes que la energía, y antes que la misma información existía la **Conciencia Pura (CP).** Y cuando el ciclo de expansión de este universo termine, la materia y el espacio-tiempo, la energía y la información, se disolverán de nuevo, en el océano eterno e ilimitado de **CP.**

Para entender cómo funciona nuestra mente, nuestro cuerpo y nuestro entorno, y adentrarnos así, en la comprensión védica de la salud y la enfermedad, debemos vislumbrar cómo éstos surgen desde su fuente, el campo de **CP.** Esto nos permitirá conocer el diseño original con el que fuimos creados y los patrones de inteligencia y energía que sostienen el equilibrio y la armonía de las partes. Cuando el cuerpo pierde este equilibrio, esta sintonía entre todas sus funciones, células y tejidos corporales, surge lo que llamamos enfermedad. Cuando el organismo **ya no es capaz de "recordar" apropiadamente su diseño original,** surge el deterioro y el envejecimiento.

Purusha y prakriti

En el paradigma védico, existen dos entidades claramente diferenciadas:

» El valor de *purusha* corresponde al **estado silencioso,** no manifiesto, inmutable. Es el campo de **CP** que permanece siempre trascendental, más allá de lo concreto y de la materia manifiesta. Autorreferente por naturaleza, existe solo en función de sí mismo, no dependiendo de nada ni de nadie para ser.

» *Prakriti* es el **valor dinámico** de todo lo manifestado o creado, tanto en sus aspectos **subjetivos,** como **objetivos.** Aquí reside la actividad responsable del cambio permanente de la forma y lo concreto, a través del tiempo y el espacio. *Prakriti* hace referencia en general a la **naturaleza** y, en **ayurveda** además, designa específicamente a la **constitución** con la cual nacemos.

¿Cómo surge *prakriti* de *purusha*? ¿Cómo la conciencia crea el universo? ¿Cómo se origina el dinamismo desde el silencio? En la **CP,** solo existe conciencia, por eso se la denomina *"pura"*, porque no hay ningún otro elemento, como la energía o la materia. Si la cualidad esencial de la conciencia es **darse cuenta, conocer, ser consciente,** entonces es fácil deducir que la **Conciencia Pura se conoce a sí misma,** dado que no hay otra cosa diferente a ella. Ello implica necesariamente la existencia de tres valores virtuales en ella:

- Un sujeto o conocedor, *rishi.*
- Un objeto o entidad conocida, *chhandas.*
- Un proceso de conocer, que pone en relación los dos anteriores, *devata.*

Tres elementos que solo pueden darse en la unidad que representa la propia conciencia. Tres aspectos que solo pueden ser, por tanto, protagonizados por ella misma. La **CP se conoce a sí misma a través de ella misma.** Es así como, aun siendo una, se crea en ella una estructura virtual de tres. Así pues, la **CP** es tanto **una,** en su **valor unificado,** como **tres** en su **valor diversificado.**

En su propia naturaleza se encuentra el germen de la multiplicidad y la creación, pues en su estructura se genera un *espacio* –entre el conocedor y lo conocido– y una *secuencia de relación* –temporalidad– ambos virtuales, que son la semilla del **espacio-tiempo.** La misma estructura es responsable, por un lado, de mantener la conciencia siempre pura, estable y no cambiante, a través del valor del uno –*samhita*–, y por otro de constituir el germen de toda manifestación a través del principio o ley del tres –*rishi, devata* y *chhandas*–. El Padre, el Espíritu Santo y el Hijo, respectivamente en nuestra tradición cristiana.

Estos tres valores virtuales generan un ilimitado número de relaciones, ya que el conocedor es siempre cambiado o transformado por lo que conoce, y esto a su vez cambia la manera de conocer y por tanto lo conocido. Este cambio de una a otra estructura, dentro de la misma **CP,** ocurre en una frecuencia infinita, y genera una sensación ilusoria de movimiento, dentro de su propia quietud y silencio. Este "movimiento" o "vibración" virtual de la **CP,** dará lugar a frecuencias de sonido, conocidos como *shruti,* los ***sonidos primordiales del Veda,*** y en ellos se encuentra todo el potencial que generará el dinamismo de *prakriti.*

En el Evangelio de Juan se dice:

> "En el principio era el Verbo, y el Verbo era con Dios, y el Verbo era Dios".

Las tres cualidades fundamentales

Lo primero que surge de esta vibración son las tres ***gunas,*** o ***triguna,*** que constituyen las cualidades más básicas y sutiles con las que se desplegará, de una forma secuencial, toda la creación. Desde ellas surgirá en primer lugar el **aspecto subjetivo** de *prakriti,* y en segundo lugar su **aspecto objetivo.**

- De *rishi* (conocedor), surge ***satva,*** la *guna* relacionada con el campo de **información.**
- De *devata* (proceso de conocer), surge la *guna* ***rajas,*** relacionada con el campo de **energía.**
- De *chhandas* (lo observado, conocido), surge ***tamas,*** la *guna* que encarna principalmente el campo de **materia.**

Todo es una combinación en diferentes proporciones de las *tres gunas.* Ellas son relativas, medibles, tangibles, concretas, pero dado que son la primera estructura de lo manifestado, son increíblemente sutiles.

Cada *guna* representa una serie de cualidades que será importante conocer, porque en **ayurveda,** los aspectos mentales y de la individualidad se enfocan principalmente desde la visión de la *triguna.* Se podría decir, que ellas son a la mente, lo que los *doshas* son al cuerpo.

TRIGUNA		
SATVA	*RAJAS*	*TAMAS*
Información, conocimiento.	Energía, actividad.	Materia, estabilidad.
Luz, claridad.	Movimiento, cambio.	Oscuridad, inercia.
Fuerza ascendente, centrípeta.	Fuerza horizontal, giratoria.	Fuerza descendente, centrífuga.
Sutilización.	Expansión.	Materialización.
Pureza, perfección, conocimiento, discernimiento, creatividad, síntesis.	Deseo, pasión, aversión.	Pereza, sueño, confusión, ignorancia, inhibición.
Paz, serenidad, felicidad, tolerancia, amor.	Agitación, impaciencia, ambición, agresividad.	Abatimiento, pesadez, melancolía, torpeza.

Tabla 1. **Las tres cualidades fundamentales de la Naturaleza** y sus atributos.

La mente y los sentidos

El siguiente paso en el proceso de la creación, es la aparición de una estructura subjetiva, que en nuestro caso conforma la **mente,** nuestro **mundo interno.**

En la terminología védica, la **CP** se conoce también con el nombre de *Cit,* que hace referencia a la capacidad de **conocer, ver, observar.** La mente, en términos sanscritos, se denomina también *citta,* cuya traducción es **"el instrumento de *Cit*".** Así pues, la mente, que pertenece al valor de *prakriti* no es la conciencia –el valor de *purusha*– sino meramente un instrumento que permite a ésta última, conocer, observar y percibir lo creado. Esta mente va a estar conformada por tres elementos o funciones a imagen y semejanza de la **CP,** que surgen a su vez de los respectivos aspectos de ella y de sus derivados directos las *tres gunas.*

- El **ego-individualidad** *–aham* o *ahamkara–* que surge de *satva,* y por tanto de *rishi,* el aspecto del "conocedor" en la **CP.**
- La **inteligencia-intelecto** *–buddhi–* la capacidad de discriminar y decidir, que surge de *rajas,* y por tanto de *devata,* el aspecto de "conocer" de la **CP.**
- La **mente asociativa,** *–manas–* que no es más que la capacidad de guardar, relacionar y recordar, todas las experiencias sentidas y vividas, y que surge desde *tamas* y por tanto desde *chhandas,* el aspecto de lo "conocido" de la **CP.**

Pero la mente necesita, para poder conectarse, y percibir el mundo, a modo de "prolongación de sí misma", de los sentidos de percepción y que hacen referencia de forma explícita al mundo de las formas, de lo concreto y objetivo. Surge así el siguiente paso en el orden o la secuencia de la manifestación desde lo más sutil o lo más concreto, con la creación de los sentidos –*indriya*–. Pero éstos **son funciones mentales** no son los órganos sensoriales que se formarán, más tarde, en el cuerpo físico y que pertenecen pues al nivel de la materia. La facultad de ver es primaria y trasciende al órgano llamado ojo.

Se crea así, en primer lugar, cinco esencias o **elementos sutiles** conocidos como *tanmatras,* y que son los responsables de la formación de los *indriya* –órganos mentales de percepción–. Estos *tanmatras* son a su vez, la forma más sutil que un sentido puede percibir.

Los *tanmatras* marcan el aspecto más grosero o manifiesto de lo Subjetivo, y por tanto se encuentran justo en el **límite donde la creación se hace "visible" de forma objetiva y perceptible** para todos los individuos.

Los cinco elementos y los tres *doshas*

Cada uno de los cinco *tanmatra* da origen a un sentido de percepción, los cuales se proyectan hacia el exterior, si consideramos a la **CP** como el centro, o siguen la tendencia descendente y por tanto de densificación o materialización, si consideramos a la **CP** como origen en el punto más alto.

En este proceso secuencial, cada sentido –*indriya*– dará lugar a uno de los **cinco elementos groseros** o ***bhutas.*** Ellos constituyen la gran teoría de la *panchamahabhuta* en que se basa el **ayurveda** (*maha*, grande; *pancha*, cinco; *bhuta*, elemento).

Los *bhutas* constituyen el **aspecto más sutil** de la creación objetiva, pues de ellos deriva todo objeto en el universo. Y simultáneamente constituyen **los ladrillos más toscos, concretos y materiales** desde la **CP.**

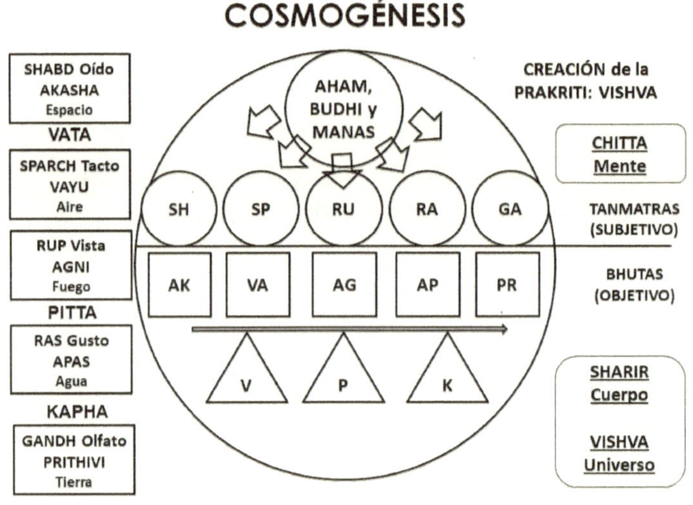

Fig. 1. **Creación desde los sentidos –*indriya*– de los cinco elementos –*bhutas*– y los tres *doshas, vata, pitta* y *kapha*.**

Hay también una secuencia ordenada en la creación de los cinco sentidos y por tanto de los cinco elementos. En orden descendente, es decir de menor a mayor densidad o materialidad, tenemos.

- Oído – espacio, *akasha.*
- Tacto – aire, *vayu.*
- Vista – fuego, *tejas* o *agni.*
- Gusto – agua, *jala* o *apas.*
- Olfato – tierra, *prithivi.*

Siendo el oído y por tanto el espacio, el sentido y elemento más sutil y el olfato y la tierra, el más denso o grosero.

Sin embargo, el **ayurveda** no maneja de manera directa los cinco elementos sino a través de una síntesis o agrupamiento de los mismos, en **tres categorías o principios** (lo que simplifica la comprensión y el manejo de la salud y la enfermedad) que rememoran, en el campo de la materia, la dinámica autorreferente de la **CP** –*rishi, devata, chhandas*–.

Estos tres principios llamados *doshas* gobiernan todas las relaciones, funciones y estados en el mundo objetivo. La palabra *dosha* significa **impureza,** expresando con ello que lo que vemos en el mundo material no es más que un **reflejo distorsionado, impuro**[1]**,** de la realidad última de la vida, que es la estructura 3 en 1 de la **CP.**

Los tres *doshas* se forman a partir de los cinco elementos, que derivan a su vez de los sentidos de percepción, lo cual tendrá una especial relevancia a la hora de establecer ciertas medidas terapéuticas en el **ayurveda:**

---

1. La materia es producto de la combinación en diferentes proporciones de los cinco elementos, y por tanto, es el resultado de una mezcla de constituyentes distintos, mientras que la Conciencia Pura, es pura porque solo existe ella, sin mezcla.

- *Vata,* está formada por el espacio y el aire. Le corresponde, por tanto, el sentido del oído y el tacto.
- *Pitta,* por el fuego y el agua, y su sentido es la vista.
- *Kapha* por el agua y la tierra, correspondiéndole el gusto y el olfato.

Estás hecho de conciencia

Maharishi Mahesh Yogi expresaba:

"El hombre no es solo una masa de células. En su más simple, más refinado estado de conciencia, el hombre es el potencial total de la ley natural, el campo de potencialidad pura, el Veda".

El cuerpo físico tiene por su cualidad material una predominancia de *tamas.* Esta *guna* tiene, en su esencia, la propiedad de ocultar, velar y tapar. Por ello no podemos reconocer la estructura básica de la que estamos hechos. De la misma forma a cómo las nubes ocultan el sol sin hacerlo desaparecer realmente, la conciencia queda velada e ignorada en la materia. La realidad, sin embargo, es bien distinta.

El **ayurveda** busca, en última instancia, **restablecer en el plano de la materia la plena expresión de la conciencia,** de tal manera que la unidad no se pierda en medio de la diversidad. Esto permite que la inteligencia interna fluya sin obstáculos en la fisiología, asegurando la integridad y armonía de todas sus partes y funciones.

La pérdida de la consciencia de esta conexión abre las puertas a la enfermedad y el desequilibrio. La vida y el cuerpo secuestran nuestra atención y consciencia, que quedan atrapadas y aisladas en pequeños valores reduccionistas. Empezamos a mirar más y más hacia abajo y a reducir el área de nuestra mirada a una pequeña parte del suelo, olvidando que, con solo alzar la vista, el panorama sería sobrecogedor al recuperar la dimensión y la belleza del cielo y el horizonte.

En la ciencia médica actual, vemos reflejada esta situación de pérdida y desconexión; plagada de especialidades y superespecialidades, que conocen mucho del órgano, pero no ven a la persona y desconocen por completo la conciencia que a todos nos sustenta. Así, somos tratados por piezas, y un especialista no tratará el órgano o parte que no le corresponde. Como productos en una cadena de montaje somos sujetos pasivos en manos de aquellos que han perdido de vista el *contexto* y el todo. Hasta tal punto llegamos por adoptar la visión de Descartes en medicina, que separamos definitivamente el cuerpo, no solo de la conciencia, sino también de la mente.

De igual forma ocurre con los tratamientos farmacológicos, que aíslan el principio activo o lo crean mediante procesos químicos o de ingeniería genética, para tratar las partes enfermas, sin tener en cuenta que toda aproximación parcial, hará bien en alguna parte y daño en otras. Así el efecto nocivo de un medicamento debe ser tratado con otro medicamento y un especialista debe arreglar lo que otro especialista ha desequilibrado.

Llegamos así, a la triste situación actual de encontrar cada vez con más frecuencia, personas mayores y pacientes crónicos, tomando seis, ocho o doce medicamentos farmacológicos. Personas que viven relacionándose más con los médicos y las instituciones sanitarias que con los amigos, los hijos, los nietos o la naturaleza.

Los médicos actuales, occidentalizados y "científicos", somos verdaderos especialistas de la enfermedad, pero muy ignorantes de la **salud.** Palabra, por cierto, que encierra, etimológicamente, un significado más profundo y real de lo que se piensa.

El término salud proviene del latín *salus,* que significa efectivamente salud, pero también **salvación,** ya que deriva a su vez de la raíz *salvus,* que significa **"a salvo"**, **"intacto",** es decir, que no ha sido tocado, que no ha sufrido alteración o daño y por tanto, que **mantiene toda su integridad**. Pero si nos vamos aún más lejos, *salvus* tiene aún, otra raíz indoeuropea, *sol* que encontramos también en el griego –*holos,* todo– y el sánscrito –*sarvah,* entero–.

Así, **salud,** etimológicamente es **"estar entero", y eso nos mantiene intactos, a salvo.** Pero desde el momento que perdemos la conexión interna con lo que somos, dejamos de estar enteros y ya no estamos a salvo de la enfermedad, que etimológicamente deriva de la palabra *infirmitas* que significa falta de fortaleza, de firmeza y estabilidad.

Tomar consciencia, no solo con el intelecto, sino también con la emoción y la sensación, de todo lo expuesto en este capítulo, puede abrir las puertas a la sanación a través de la reconexión con la inteligencia y la conciencia que somos.

No es de extrañar, pues, que uno de las métodos terapéuticos que enfatiza el **ayurveda** sea la **práctica meditativa** propuesta por su ciencia hermana, el **yoga, como una vía directa para establecernos en nuestra verdadera naturaleza.**

Capítulo 2
La ciencia de la vida

El **ayurveda** es una de las tres principales medicinas tradicionales de la India, junto con la medicina *siddha* y la medicina *unani.*

Perspectiva histórica

Realmente se desconoce cuando surge el **ayurveda.** Se dice que, en la India antigua, miles de años antes de Jesucristo, **Bharadwaja,** considerado el padre humano, de la Medicina Ayurvédica, junto con otros *rishis,* se reunieron en un momento dado para encontrar una solución al problema creciente del sufrimiento causado por el avance progresivo de las enfermedades. En un entorno externo e interno de pureza e intención, tales mentes y consciencias, penetraron en lo profundo de sí mismos, e intuyeron el conocimiento esencial del **ayurveda.**

Bharadwaja instruyó a Purnavasu Atreya, de la escuela de los médicos (existía también la escuela de los cirujanos en aquel tiempo) y un discípulo de éste, *Agnivesha,* escribió el Agnivesha *Tantra*, ahora perdido, pero que dio origen muy posteriormente al ***Charaka Samhita,*** dedicado principalmente a la medicina interna. El ***Sushruta Samhita,*** describe fundamentalmente el abordaje y las técnicas quirúrgicas, y el ***Vagbhatt Samhita*** elabora diversos conceptos de los dos anteriores junto con la descripción de nuevas enfermedades y tratamientos. Estos tres tratados constituyen el **Brihat Trayi,** el "gran trío" que fundamenta el **ayurveda.**

Existe también el *Laghu Trayi,* el "pequeño trío" constituido por *Madhav Nidan Samhita,* que se ocupa fundamentalmente de cuestiones relacionadas con el diagnóstico, el *Sharngadhar Samhita,* dedicado al estudio y la preparación terapéutica de las diferentes hierbas, y *Bhavaprakash Samhita,* que describe ciertas patologías y enfermedades.

Estas seis disciplinas constituyen los seis aspectos fundamentales del **ayurveda,** que a su vez forman parte de los **UpaVeda,** los vedas subordinados, una gran área del conocimiento védico, que hace referencia a la transformación del Veda (la Conciencia Pura) en fisiología y materia y como ésta usurpa el valor fundamental de la conciencia. Así, las disciplinas que los integran tratan de **restaurar el valor de la conciencia como valor primario en lugar de la materia, que siempre será secundaria,** y a nivel humano tratan de corregir el **error del intelecto,** que ha quedado perdido e hipnotizado por la multi diversidad de la materia.

El ideal del médico

El **ayurveda** fue transmitido por los *rishis,* con el único propósito de restaurar la salud y la felicidad del enfermo. En el *Charaka Samhita* se dice:

> "El ayurveda es para beneficio de toda la humanidad tanto en la presente vida como en la vida más allá de la muerte".

Solo una ciencia que tenga en cuenta el fundamento último de la vida y la materia en un **campo no-local,** más allá del espacio-tiempo, puede albergar tal propósito y trascender el cuerpo y la vida física. Se hace necesario pues, para cumplir la alta exigencia del **ayurveda,** el completo **desarrollo técnico y sobre todo espiritual, del médico:**

> "Una vez completados sus estudios se dice del médico que ha renacido y adquiere el título de médico, pues nadie lo es por derecho de nacimiento. Una vez completados sus estudios, el espíritu de la revelación o inspiración de la verdad desciende sobre el estudiante. Entonces, a causa de esta iniciación, al médico se lo llama dos veces nacido".

Nacer de nuevo es un concepto elaborado en muchas tradiciones y religiones, que lógicamente no se refiere a nacer físicamente de nuevo o en otro cuerpo, sino a despertar a la realidad del ser interno que subyace y es distinto de la mente y el cuerpo. *Nacer de nuevo* también hace referencia a construir, a través de un proceso específico, un "nuevo cuerpo" **dentro** del cuerpo físico, que permita una mejor expresión de la **Conciencia Pura.**

Amplitud del ayurveda

Clásicamente, el **ayurveda** se compone de ocho ramas o especialidades:

1. Medicina interna › *kaya chikitsa.*
2. Otorrinolaringología › *salakaya tantra.*
3. Toxicología › *agada tantra.*
4. Ginecología y pediatría › *bala* o *kaumarabhritya.*
5. Cirugía › *shalya tantra.*
6. Psiquiatría › *grahavidya o bhutavidya.*
7. Afrodisíacos › *vajikarana.*
8. Rejuvenecimiento › *rasayanas.*

Sin embargo, cada una de estas ramas, permanece en contacto, a diferencia de las especialidades médicas actuales, con la totalidad, con la visión integrada del ser humano como conciencia-mente-cuerpo.

Si bien hay un cierto paralelismo entre estas especialidades y la ciencia médica moderna, las dos últimas, virilización y rejuvenecimiento, son específicas del **ayurveda.** Ellas hacen referencia a un aspecto fundamental, no solo para la salud sino también para la longevidad, el bienestar y la conciencia, que es la **nutrición** en su más amplio sentido.

De su importancia radica que nuestra biología sea un perfecto instrumento de transformación y digestión de elementos más burdos –alimentos– en sustancias altamente refinadas.

El concepto de salud en ayurveda

Nos hemos acostumbrado a un pobre concepto y estado de salud, pues se ha tornado habitual convivir con diversas molestias y alteraciones menores (cansancio, sueño no reparador, digestiones pesadas, estrés, tensión, etc.) así como con enfermedades crónicas. Trastornos, que alegremente tratamos, de forma farmacológica y **sintomática,** sin preguntarnos sobre sus causas reales.

La salud puede ser contemplada desde distintos puntos de vista y en función de cada una de ellas nos situará en el lado de los sanos o de los enfermos. Así, si definimos la salud como **"la ausencia de enfermedad"**, cualquiera que no esté aquejado por una enfermedad reconocida y diagnosticada, será un individuo sano.

Pero muchas personas sin enfermedad declarada, no se encuentran bien, presentan síntomas leves, vagos y que por sí solos no pueden confirmar una patología verificable por una prueba diagnóstica, tal como una analítica sanguínea o una prueba radiológica. Estos individuos no están enfermos médicamente hablando, pero evidentemente tampoco están sanos. Así que a la definición anterior debemos sumarle el concepto de **dolencia** como sinónimo de malestar, de una alteración de la salud, que no se ha concretado aún en un diagnóstico. Así pues, si ampliamos la definición de salud a **"la ausencia de enfermedades y dolencias"** muchas personas sanas en la definición anterior pasarán a engrosar el grupo de los enfermos.

La Organización Mundial de la Salud (OMS), definió la salud como **"un estado de completo bienestar físico, mental y social"** dando un gran paso para acercarnos a una definición mucho más acertada de lo que estar sano significa. Muchos sanos en las definiciones anteriores ahora, estarán enfermos. Pocas personas cumplen estos requisitos de completo bienestar, así que estamos en una sociedad profundamente enferma. El viejo lema de la OMS propuesto en las décadas pasadas "salud para todos en el año 2000" no solo es ahora una quimera, sino que ha tomado una dirección contraria mostrándonos una sociedad, más longeva, sí, pero enferma crónica.

El **ayurveda,** define la salud con la palabra sánscrita *svastha,* que se traduce como **estar establecido en el Ser, en el sí mismo.** No he encontrado una definición mejor, más profunda y certera que esta. Refleja el más alto nivel de salud posible, hasta el punto de que bajo esta definición la **inmensa mayoría de nosotros está enferma,** ya que nos encontramos desconectados de la Conciencia Pura, del Ser. Este hecho, en última instancia **nos enferma "espiritualmente"** y ya solo es cuestión de tiempo, que la enfermedad se manifieste en los aspectos psicológicos y físicos de la vida.

La cuestión a la que nos lleva estas distintas interpretaciones de salud es:

- *¿Estoy enfermo porque tengo una bronquitis (o cualquier otro diagnóstico)?*
- *O ¿tengo una bronquitis (u otra enfermedad) porque estoy enfermo?*

Obviamente el **ayurveda** respondería afirmativamente a la segunda, mientras que la ciencia médica actual lo haría con la primera. Diferentes visiones de la salud y la enfermedad.

La búsqueda de la longevidad

El **ayurveda,** es mucho más que una forma de medicina. Compuesta de dos raíces *ayus* –vida, extensión– y *veda* –conocimiento– nos habla de la **ciencia de la vida y de la longevidad.**

Y *ayus* –vida– se define como:

"Una constante y continua unión del cuerpo *–sarira–*, los sentidos *–indriya–*, la mente *–satva* [1]*–* y la conciencia *–atma* [2]*–*".

---

1. Se denomina aquí a la mente como *satva,* porque en el pensamiento védico, la naturaleza esencial de la mente es puro *satva,* pero en el transcurso de la manifestación se ve "contaminada" por las otras dos *gunas, rajas* y *tamas,* que se hacen predominantes. Ver la sección de las tres cualidades fundamentales.
2. Sinónimo en este caso de *purusha.*

Vemos en esta definición de la vida, los cuatro componentes de la misma, que son los cuatro estadios de manifestación desde la **CP,** que hemos visto en el capítulo anterior. La unión de todos ellos constituye la vida, tal y como la conocemos.

El *Charaka Samhita,* el texto de referencia de todo médico ayurvédico comienza con el capítulo titulado *la búsqueda de la longevidad* donde sugiere que el **ayurveda** es para aquellos que buscan la inmortalidad, para todo aquel que desee una larga y feliz vida:

> "Bharadwaja –el padre del ayurveda– disfrutó de una vida infinitamente larga y feliz… Los sabios, habiendo conocido esta ciencia, consiguieron el más alto bienestar y una larga e inagotable vida".

Nadie desea una vida larga con dolor y sufrimiento, ni es posible vivir mucho tiempo si uno padece una enfermedad. Si el **ayurveda** pretende otorgar una larga vida necesariamente tiene que ofrecer los medios para que el aumento de la duración de la vida vaya parejo al bienestar y la plenitud, lo cual es inseparable de la concepción védica de la salud, que se fundamenta en el **Ser,** el cual tiene una triple naturaleza que es *sat, chit* y *ananda,* que se traducen respectivamente por **existencia, conciencia, bienaventuranza.** Hay un propósito en este objetivo de una larga vida. El **ayurveda** sostiene que en la salud se arraiga el logro de los cuatro grandes objetivos de la vida humana, conocidos como los cuatro ***purusharthas.***

- ***Dharma.*** Es la acción virtuosa, ética. La fuerza evolutiva que sostiene la propia vida y que nos lleva a una más alta autorrealización a través del deber de aquello que es justo y correcto. Contempla el propósito de vida, la misión particular en el contexto de la ley divina, que todo hombre debe encontrar para sí mismo y cumplir.
- ***Artha.*** Contiene la idea esencial de cubrir las necesidades del "tener", de la profesión, del reconocimiento social y la posición, de la riqueza y los bienes necesarios para una vida digna.
- ***Kama.*** Corresponde al logro del placer, a la satisfacción sensorial y sexual, a la búsqueda de la belleza y de la estética, etc. Todo ello en un contexto ético y saludable.
- ***Moksha.*** Objetivo que pertenece a la vida espiritual, al desapego de todo deseo y logro material y humano. Es la búsqueda de la trascendencia del ego y el logro de la liberación o autorrealización, descrita como el fin último de la vida humana.

Por experiencia sabemos que no es fácil el logro de los tres primeros propósitos, que requieren esfuerzo, determinación, claridad, discernimiento, acción y tiempo. Y qué decir del cuarto, que en términos cotidianos supone no apegarnos a los tres logros anteriores y buscar con anhelo y sabiduría aquello que nos trasciende.

Por todo ello el **ayurveda** enfatiza la necesidad de una **vida larga y saludable.** No es, como ves, un simple capricho de vivir más tiempo para seguir apegados a los bienes y placeres de esta vida o para ocultar el temor a la muerte y a lo que nos espera después. La vida tiene un propósito que la trasciende, y lograr cada uno de estos cuatro *purusharthas,* constituye todo un derecho y un deber de cada ser humano. La enfermedad *–roga–* constituye un gran obstáculo para lograrlos.

Capítulo 3
Fisiología ayurvédica

Veíamos en el capítulo anterior una hermosa definición de salud en la palabra *svastha* –aquel que está establecido en el Yo, en el Ser–. En el *Sushruta Samhita,* otro de los textos principales del **ayurveda,** se nos dice:

> "Aquel cuyos *doshas* –principios operativos– están en equilibrio, cuyo *agni* –apetito, digestión– es bueno, cuyos *dhatus* –tejidos– están funcionando normalmente, cuyos *malas* –productos de desecho– están en equilibrio, y cuyo cuerpo, mente y sentidos están plenos de bienaventuranza, se considera una persona sana".

Aunque esta definición añade los aspectos fisiológicos que el **ayurveda** contempla como responsables de la salud, sigue haciendo énfasis en esta visión integradora del cuerpo, la mente y la conciencia, y en esa vivencia de bienaventuranza que es el fruto de vivir establecido en el Ser. Estos constituyentes –*dosha, agni, dhatus, malas*– forman parte del estudio de la fisiología ayurvédica, que dicho sea de paso es mucho más importante y extensa que el estudio de la anatomía.

El *sharira kriya* –la fisiología– se define como: "Las diferentes actividades o funciones conducidas en el cuerpo por la conciencia a través de *dosha, dhatu y mala*".

El cuerpo físico, anatómico, es por tanto el receptáculo que recibe una serie de acciones y funciones de ciertos elementos sutiles que se encuentran en una estación o nivel que actúa de intermediario entre el cuerpo y la conciencia, y que rigen en última instancia, toda actividad en él.

Es fácil comprender que, sin este principio de la conciencia y sus estaciones intermedias, el cuerpo es solo materia inerte. Basta comprobar que, celular y anatómicamente, no hay diferencia en el cuerpo, entre un instante antes de morir y un instante después del último aliento. Sin embargo, la vida y todo vestigio de su influencia en la actividad del cuerpo ha cesado, aunque el cuerpo permanezca íntegro en su estructura antes de que comience su descomposición.

El cuerpo físico, compuesto de materia, es la expresión final de una compleja interacción de energía e inteligencia (información). La medicina actual occidental trata pues con la última expresión, el último eslabón de la cadena, ocupándose así de los efectos más que de las causas.

El **ayurveda,** sin embargo, pone el énfasis en aquellos elementos responsables de crear y hacer funcionar el cuerpo, y para ello se centra en los tres principios biológicos que rigen y estructuran toda la fisiología celular.

Estas tres fuerzas o principios –*doshas*–, son tanto energía como información, y actúan en un nivel sutil, en el campo mecánico cuántico[1]. Comprender estas fuerzas inteligentes, nos permite tomar ventaja en el manejo de la salud y la enfermedad, pues ambas son el resultado de las diversas interacciones de las tres fuerzas. Si las relaciones se mantienen en equilibrio, el resultado es la salud. El desequilibrio de los *doshas* genera la enfermedad, que se manifestará primero en forma funcional, y posteriormente, si no es corregido, en forma orgánica.

Agni, representa el conjunto de procesos digestivos y metabólicos. El cuerpo debe ser formado y sustentado por el alimento, y éste debe ser transformado radicalmente a través de la digestión primaria en el tubo digestivo. El producto final de la digestión, el **quilo**[2], es asimilado formando el ***rasa,*** el primer *dhatu* o tejido, que constituye el **verdadero alimento** del cuerpo. La función de *agni* no termina en el aparato digestivo, sino que continua en la elaboración de sustancias –alimentos– más refinadas aún que construirán los tejidos más nobles del cuerpo como el sistema nervioso o el tejido reproductor.

---

1.   El Dr. John Hagelin, físico, sostiene que hay un gran similitud entre los cinco *tanmatras* (origen sutil de los cinco elementos) de la ciencia védica y los cinco tipos de espín fundamentales de la física cuántica: espín-2 gravitón con *akasha* –espacio–; espín-3/2 gravitino con *vayu* –aire–; espín-1 fuerza con tejas o *agni* –fuego–; espín-1/2 y espín-0, los campos de materia con *jala* –agua– y *prithivi* –tierra– respectivamente.

2.   La masticación produce la trituración del alimento y la saliva inicia el proceso digestivo del mismo, transformándolo en el bolo alimenticio que podemos tragar. En el estómago, a partir del bolo, se forma el quimo, y finalmente en el duodeno, el quilo, un líquido lechoso compuesto de la división del alimento en sus constituyentes primarios y los diversos jugos pancreáticos, biliares, etc. que será absorbido por las vellosidades intestinales.

Así, la estructura del cuerpo está formada por siete tejidos básicos –*dhatus*–, que sustentan, soportan y promueven el crecimiento y desarrollo del cuerpo, la mente y la vida:

1. *Rasa* es el jugo, quilo, plasma. Su función es nutrir y saciar.
2. *Rakta,* la sangre, cuya función es vigorizar.
3. *Mansa,* el músculo, que recubre y protege.
4. *Meda,* la grasa que tiene la función de arropar y calentar.
5. *Asthi,* el hueso, soporta y sostiene el cuerpo.
6. *Majja,* la médula ósea y el sistema nervioso, que rellenan el interior de las cavidades óseas.
7. *Sukra,* el tejido reproductor, cuya función es crear.

Y estos siete tejidos, con estructura y funciones complejas y claramente diferentes, necesitan **diferentes tipos de alimento,** que deben ser producidos en el cuerpo a través de los procesos metabólicos –digestivos– de *agni.* En este contexto, la fisiología ayurvédica aporta tres cuestiones, a mi entender geniales.

Primero, la idea de un **proceso secuencial de construcción de los tejidos** en niveles crecientes de complejidad, que atañen no solo al tejido en sí (las funciones del sistema nervioso son mucho más complejas que las de la sangre o el músculo por ejemplo) sino al mismo proceso metabólico necesario para crear un **"alimento"** cada vez más **refinado y sutil.**

Segundo, el concepto de que estos tejidos aportan no solo características estructurales físicas, sino también **cualidades emocionales, mentales y espirituales.** Por ello, en **ayurveda** se busca la excelencia de *agni,* porque de su integridad y buen funcionamiento dependerá la nutrición de los siete *dhatus.* Y cuando un *dhatu* es fuerte y pleno en su desarrollo expresa cualidades nobles en la mente, y se convierte en el sostén del siguiente *dhatu,* al tiempo que destila una esencia, que se denomina *ojas.*

Y tercero, la existencia de *ojas,* **que representa el producto más refinado de la digestión,** brotando como un néctar de los *dhatus* bien nutridos y en especial del séptimo, el ***sukra dhatu,*** el tejido reproductor –óvulo y espermatozoide– capaz de otorgar nueva vida. *Ojas* es el principal sostenedor de la vida, la conciencia y la dicha, responsable de la vitalidad, fortaleza, inmunidad y nobles cualidades de la persona.

En todo proceso digestivo y metabólico –*agni*– se efectúa una transformación y por tanto una separación. En el proceso de transformación de una sustancia en otra, algo se desecha. Este es el concepto de ***mala*** que significa sucio o impuro y hace referencia a los productos y sustancias residuales, que deben ser excretados o eliminados del cuerpo. ***Kita,*** es un término semejante que hace más referencia a los productos de desecho del metabolismo (nutrición) de los *dhatus.* Las heces –***purisha***–, la orina –***mutra***– y el sudor (transpiración) –***sweda***– constituyen los tres principales *malas,* con relación a los tres estados de la materia –sólido, líquido y vapor– respectivamente.

Otro aporte distintivo del **ayurveda** es la importancia y utilidad que tienen los productos de eliminación, pues constituyen alimento y soporte para los mismos órganos que los contienen. Y estos órganos en virtud de su buen estado cumplen la función de expulsar los *malas,* lo que purifica el cuerpo, evitando que estos permanezcan en el cuerpo más tiempo del debido, contaminando y alterando los *doshas* y los *dhatus.* Así pues las heces, por ejemplo, cumplen un factor crucial en el buen tono y funcionamiento del aparato digestivo y en especial del colon. Algunas medidas que se utilizan con demasiada frecuencia y ligereza, para limpiar el colon (hidroterapia de colon) pueden ocasionar más daño que bien, especialmente para el *dosha vata,* cuyo asiento principal es el colon, como veremos en el próximo capítulo.

No podemos entrar en tan sencilla guía, en los pormenores del estudio de la fisiología. Pero una comprensión suficiente de algunos de estos aspectos, especialmente de los *doshas* y *agni,* será muy útil para mejorar la salud y prevenir los pequeños desequilibrios que el vivir cotidiano produce.

Capítulo 4
Doshas
Las energías biológicas

Los *doshas,* como veíamos, surgen en la frontera del mundo subjetivo con el mundo de la materia. Es importante comprender esto, porque los *doshas* constituyen el **interfaz que conecta la mente con el cuerpo y el cuerpo con la mente.** Los pensamientos y sentimientos afectan nuestros *doshas* y a través de ellos se modifican los niveles neuroendocrinos y el resto de la fisiología del cuerpo. Al mismo tiempo los *doshas* llevan la información del cuerpo y los sentidos a la mente, influenciando así, en un circuito que se retroalimenta, nuestros pensamientos, emociones y conductas. Si aprendemos a manejar adecuadamente los *doshas,* podemos **regular la mente y la fisiología simultáneamente.**

Dado que los *doshas* se encuentran en este nivel sutil de la materia, no podemos verlas, analizarlas o medirlas directamente, pero en cambio sí podemos percibir sus efectos. En el fondo de todo lo que sucede en la fisiología, se encuentran los *doshas,* y todos los mecanismos de homeostasis son el resultado del equilibrio de las distintas interacciones de la *tridosha* (nombre que designa a los tres *doshas, vata, pitta* y *kapha*). La existencia del cuerpo, y de cada órgano, tejido y célula necesita de los tres *doshas* para funcionar. La **célula** debe poseer un citoesqueleto y una membrana, que le confieren su forma y estructura –*kapha*–. Debe poseer sistemas de transformación y producción de energía –*pitta*–, como son las mitocondrias, y debe tener canales y elementos que le permitan mover o intercambiar sustancias dentro de la misma célula y con el espacio extracelular –*vata*–.

En el aparato digestivo el alimento progresa gracias al peristaltismo –*vata*–, es digerido por medio de *pitta* –las enzimas digestivas–, mientras *kapha* se encarga de lubricar y proteger las mucosas del tubo digestivo, para que este pueda cumplir sus funciones de transformación, asimilación y eliminación del alimento y los desechos.

Las cualidades de los *doshas*

Los *doshas* son el resultado de la combinación de los cinco elementos y constituyen el último nivel en el desarrollo secuencial desde la Conciencia Pura antes de la aparición de los objetos materiales. Previamente a ellos se han creado las ***tres gunas.*** Por tanto, podemos comprender mejor los *doshas* a partir de las *tres gunas* y de los cinco elementos que las componen, pues cada uno de ellos tiene una serie de atributos que le son característicos. (Tabla 2, pág.60).

Con la creación de los *tanmatras* surgen una serie de cualidades perceptuales. En **ayurveda** se tienen en cuenta las veinte cualidades más importantes. (Tabla 3, pág 60).

Guna	*Bhuta*	Función	*Dosha*
Satva	Espacio	Continente	*Vata*
Rajas	Aire	Movimiento	*Vata*
Satva + *Rajas*	Fuego	Transformación	*Pitta*
Satva + *Tamas*	Agua	Fluidez	*Kapha (Pitta)*
Tamas	Tierra	Estabilidad	*Kapha*

Tabla 2. **Relación de *gunas*, elementos, *doshas* y funciones generales.** *Vata* se relaciona con todo aquello que es movimiento y espacio. *Pitta* con todos los sistemas de transformación y producción de la energía. Y *kapha* con lo que da soporte, estabilidad y lubricación.

Masa	Pesado	Ligero
Temperatura	Frío	Caliente
Humedad	Oleoso o húmedo	Seco
Movimiento	Lento	Rápido
Estabilidad	Estable	Inestable
Resistencia	Blando	Duro
Adherencia	Pegajoso	Fluido
Textura	Suave	Áspero
Densidad	Grosero o denso	Sutil
Viscosidad	Sólido	Líquido

Tabla 3. **Cualidades sensoriales.**

Estas cualidades, atributos o *gunas*[1] en terminología sánscrita van a ser asociadas a cada uno de los cinco elementos, y por extensión a los tres *doshas*.

---

1. *Guna*, se traduce comúnmente como cualidad. No confundir con la *triguna*, las tres cualidades fundamentales de la naturaleza, que constituyen los primeros atributos-fuerzas de la creación.

Las *gunas* –cualidades– son la expresión sensorial del universo. Ellas constituyen un código de lectura de la realidad y nos conectan con la creación. Nos permiten "leer" la naturaleza en el mismo lenguaje del que estamos hechos, a diferencia del lenguaje científico, totalmente intelectualizado, y alejado de la experiencia sensorial directa. Los objetos que percibimos, compuestos en diferente proporción de los cinco *bhutas* –expresión tosca de los *tanmatras*, elementos sutiles–, están diseñados para ser percibidos a través de los sentidos.

Percibir qué cualidades están en exceso y cuáles en defecto, permite al *vayda* –médico ayurvédico–, añadir o extraer aquellas cualidades que, por defecto o por exceso son necesarias para restablecer el equilibrio, a través de las medicinas, alimentos y tratamientos. Por ejemplo, a un paciente le puede hacer falta calor, sobrarle humedad y pesadez, etc., cualidades todas ellas indicativas de un exceso de *kapha*.

Podemos sentir y notar todas estas cualidades no solo en el cuerpo sino también en la mente. Así, hay emociones y comportamientos calientes, como la ira y emociones frías, como el miedo. La presencia de diferentes cualidades en cada uno de nosotros nos permite determinar qué elementos y por tanto qué *doshas* predominan en cada persona.

- El **espacio** –*akasha*–, los contiene a todos y es el más sutil de ellos, por lo que tendrá características más sutiles aún que el aire.

- El **aire** –*vayu*–, es ligero, seco, móvil, frio, áspero, etc.
- El **fuego** –*tejas* o *agni*–, es ligero, caliente, oleoso (el combustible del fuego es cera, aceite), rápido, etc.
- El **agua** –*jala* o *apas*–, es fluida, húmeda, suave, pesada, etc.
- La **tierra** –*prithivi*–, es densa, estable, fría, húmeda, oleosa, etc.

Vata ~ Aire

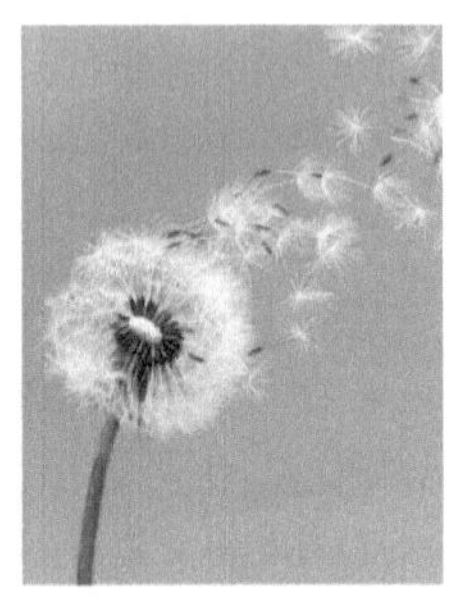

Si queremos comprender mejor la tipología *vata,* entonces debemos observar el **viento,** de naturaleza sutil, cambiante, móvil, refrescante. La brisa del aire absorbe la humedad, seca la piel, la ropa, el rocío. Nunca permanece quieto y siempre es variable, a veces imprevisible, unas veces suave y otras intenso. Rápido y ágil, va de aquí para allá. Toda nuestra vida se desenvuelve y se mueve en su naturaleza.

Pitta ~ Fuego

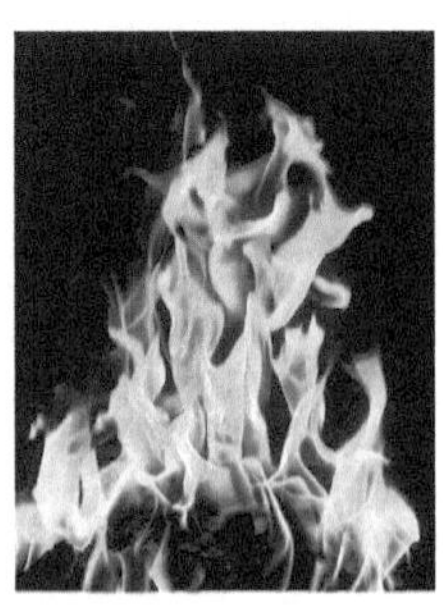

Si queremos adentrarnos en el conocimiento de *pitta,* fijémonos en el fuego, de naturaleza ardiente, penetrante, estimulante pero también destructiva, todo lo reduce, lo transforma, lo seca. Difícil de controlar, rápidamente puede crecer, y tornarse más y más intenso, hasta tener consecuencias devastadoras. El **fuego** es seductor, hipnotizante, nos absorbe con su movimiento siempre cambiante, con su luz cálida y acogedora. El **fuego,** el sol, aportan la energía necesaria para la vida.

Kapha ~ Tierra

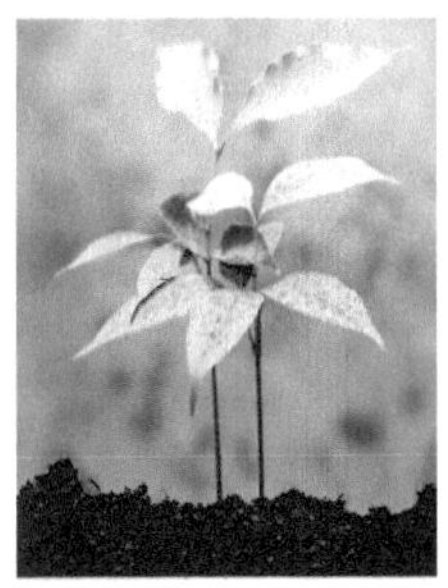

Observa la **tierra,** para comprender mejor a *kapha*. La **tierra,** es fría, pesada y densa, quieta y estable. Ella nos acoge, nos da soporte, nos nutre, nos apoya. Sus cambios, lentos y pausados en general, solo son apreciados por el señor del tiempo. Su fuerza, su estabilidad, su perseverancia, nutre una y otra vez la vida en el planeta.

(Ver tabla 4, pág.64).

Doshas y sentidos de percepción

Como hemos dicho los cinco elementos —*mahabhutas*— son creados en la interfaz mente-cuerpo a partir de las cinco esencias de los sentidos o *tanmatras*. Por tanto, **cada elemento se relaciona directamente con una forma de percepción** y estará asociado a un órgano sensorial en el cuerpo. Así pues, existe una relación directa entre los *doshas* y los órganos sensoriales de percepción. (Tabla 5, pág. 64).

Magnitud	*VATA*	*PITTA*	*KAPHA*
	Espacio + Aire	Fuego + Agua	Agua + Tierra
Peso	Ligero	Ligero	PESADO
Temperatura	Fío	CALIENTE	Frío
Humedad	SECO	Oleoso Húmedo	Oleoso Húmedo
Intensidad	Irregular	Intenso	Apagado
Fluidez	Móvil	Móvil	Estable
Resistencia	Duro	Duro	Blando
Adherencia	Fluido	Fluido	Pegajoso
Textura	Áspero	Suave	Suave
Densidad	Sutil	Sutil	Denso
Viscosidad	Líquido	Líquido	Sólido

Tabla 4. **Cualidades, *doshas* y elementos.** Las cualidades en mayúsculas indican la más importante y esencial del *dosha*.

Elemento	*Dosha*	Percepción	Sentido
Espacio	*Vata*	**Sonido**	Oído
Aire	*Vata*	Tacto	Piel
Fuego	*Pitta*	**Visión**	Ojo
Agua	*Kapha*	**Sabor**	Lengua
Tierra	*Kapha*	Olor	Nariz

Tabla 5. **Elementos, *doshas* y sentidos.** La percepción resaltada y por tanto el sentido correspondiente, es el principal del *dosha*.

La terapia nutricional, tan importante en **ayurveda,** depende lógicamente, del sentido del gusto, que corresponde al *dosha kapha.* Compuesto de tierra y agua, *kapha* es el *dosha* más sólido, estable y denso. Equivale a *tamas,* y esta *guna* representa la materia, el polo más alejado de la **CP**. Así que, en un sentido ámplio, *__kapha__* **representa el cuerpo físico,** el cual **depende del alimento** para su subsistencia.

Ritmos y ciclos de los *doshas*

Como seres humanos habitando una biosfera que viaja a través del espacio del sistema solar, no podemos sustraernos al influjo de los ritmos terrestres y celestes. La vida en la tierra está supeditada al ritmo del propio planeta, en su giro sobre sí mismo, que origina el día y la noche (ciclo circadiano), a su movimiento de translación alrededor del sol (ritmo estacional) que genera las diferentes estaciones a lo largo del año y al movimiento de la luna que produce el ritmo lunar o mensual.

La ciencia médica occidental sabe bien de los ciclos metabólicos y endocrinos, como los de la temperatura, el cortisol, la melatonina, etc. La **cronobiología,** una rama de la ciencia relativamente reciente, estudia cómo la fisiología tiende a regirse por unos ritmos y ciclos de gran precisión. Toda la fisiología se adapta y es regulada por el reloj circadiano interno, situado en los **núcleos supraquiasmáticos (NSQ) del hipotálamo** con apoyo de los osciladores circadianos periféricos que se sitúan en diversos órganos como el hígado, el corazón, el tejido adiposo, etc. Estos relojes internos se encargan de "dar la hora" para que multitud de hormonas, neurotransmisores, reacciones bioquímicas, órganos, etc. funcionen adecuada y rítmicamente. El reloj supraquiasmático es el director de orquesta que sincroniza los osciladores periféricos. Estos pierden más fácilmente "la hora" a diferencia del reloj principal que es más estable. Las neuronas del NSQ son verdaderos **marcapasos,** y están regidas por "genes reloj" que se **expresan** alrededor de las 12 del mediodía.

Este marcapasos circadiano genéticamente programado, necesita ser ajustado y calibrado **desde el exterior.** La luz es el sincronizador externo más importante para regular los ritmos de la fisiología, pues, a fin de cuentas, quien marca el ritmo circadiano es el sol, con el día y la noche. De ahí que este núcleo reciba terminaciones nerviosas directamente de la retina, terminaciones que le transmiten, a través de la intensidad lumínica, que "hora del día" es. Pero esta hora es lógicamente, la del sol, no la del reloj. Aunque existen otros sincronizadores externos, como la comida, el ejercicio, la interacción social, **la luz es el más potente.**

También existen otros **sincronizadores internos,** que el organismo usa para saber en qué momento está. Así tenemos el ritmo del cortisol, la curva de la temperatura corporal, la actividad neurovegetativa, la melatonina que solo es producida en la oscuridad, etc. Ahora se sabe bien que ciertas enfermedades se agravan a determinadas horas o en ciertos momentos del ciclo lunar o de la actividad solar, y que la administración de ciertos medicamentos en momentos específicos es más efectiva. En la base de todos estos nuevos conocimientos se encuentran los *doshas* y sus cualidades.

Como el ser humano goza de libre albedrío, no necesariamente está sujeto a los ritmos marcados por la naturaleza, aunque su biología, resultante de una genética de miles de generaciones y del funcionamiento de los *doshas,* si lo esté. Esta falta de sintonía y sincronía con la naturaleza y sus tiempos hace que los *doshas* se resientan y se desequilibren.

Cuando nadamos contracorriente, tarde o temprano aparece la fatiga, la tensión y el desgaste. ¿Por qué utilizar los propios ahorros para vivir, cuando podemos hacerlo de manera mucho menos costosa utilizando los recursos que generosamente nos brinda la naturaleza? Ir a favor de la corriente siempre producirá un funcionamiento más fluido y eficiente de la fisiología.

Ritmo circadiano y *doshas*

En **ayurveda** las 24 horas del día se dividen en dos mitades iguales, La hora central del mediodía siempre es la hora de *pitta,* cuando el sol está en su cenit y ejerce el mayor poder de radiación. *Pitta* es el único *dosha* caliente, al estar compuesto de fuego, así que está asociado directamente con el sol. Por extensión la medianoche también es un periodo *pitta.* Como *pitta,* con su exceso de calor, seca la atmosfera y la tierra, el *dosha* que le sigue siempre será *vata,* entre las 14 y las 18 h y por extensión el periodo de 2 a las 6 de la madrugada. *Kapha* predominará en el entorno después de *vata* y antes de *pitta* es decir de 6 a 10 de la mañana y de 18 a 22 de la tarde.

	Día	Noche	Tendencia
Kapha	6:00 a 10:00 h	18:00 a 22:00 h	Inercia, pesadez, letargo, sueño, pasividad, pereza, relajación, calma, sueño profundo.
Pitta	10:00 a 14:00 h	22:00 a 2:00 h	Actividad, digestión, alerta, impaciencia, irritabilidad.
Vata	14:00 a 18:00 h	2:00 a 6:00 h	Variabilidad, ligereza, fatigabilidad, actividad mental, despertar, sueños.

Tabla 6. **Los *doshas* a lo largo del día.** La hora hace referencia a la **solar.** Súmese una hora en el horario de invierno y dos en el de verano.

La mayor influencia de *pitta* ocurre en los sistemas de transformación y producción de energía de la fisiología. Es el tiempo de máxima actividad corporal, por ello el apetito se incrementa y la comida principal se hace alrededor del mediodía, cuando nuestra capacidad de digerir es más fuerte.

La actividad de medianoche se realiza en otro sentido, pues *pitta* activa sistemas de restauración y purificación de la fisiología, que idealmente deberían de ocurrir en el reposo del sueño profundo, pues así toda la energía que moviliza *pitta* se orientará hacia los procesos de desintoxicación y reparación.

Por desgracia los ritmos sociales actuales nos mantienen despiertos hasta bien entrada la noche o la madrugada, canalizando entonces el periodo *pitta* nocturno hacia la actividad externa. Utilizamos entonces la energía nocturna de *pitta* para digerir cenas tardías, cuando idealmente debería ser utilizada en **procesos de "digestión interna" (desintoxicación** y **autofagia),** que son realizados siempre en condiciones de **ayuno**. La presencia de alimentos en el tubo digestivo es siempre una prioridad, por lo que el organismo detendrá en mayor o menor medida los procesos internos a favor de la digestión, la asimilación y el anabolismo.

El sol rige la vida en todo el planeta tierra, por eso cuando el sol declina al atardecer, lo hace en tiempo *kapha,* invitando a disminuir la actividad extenuante del día y entrar en pautas de sosiego y calma que favorecen una transición fácil hacia el sueño. Todos los animales diurnos se preparan al atardecer para el sueño, mientras que nosotros, con un estilo de vida que ha roto su alianza con la naturaleza, nos preparamos para un ocio nocturno largo e intenso, como si en ello nos fuera la vida.

Es inevitable que trasnochando como lo hacemos, tratemos de alargar un descanso nocturno tardío en la mañana, a fin de recuperarnos de tanta actividad, y posterguemos para ello la hora de levantarnos, que idealmente debería ser en el tiempo *vata* –cuando el sol aún no ha despuntado por el horizonte–, hacia el periodo *kapha* de la mañana, que impregna esas primeras horas con sus cualidades de pesadez, lentitud, somnolencia. Bien diferente a la hora marcada por la naturaleza y por la fisiología, que tiene un pico de cortisol bien temprano, en el periodo *vata,* para ir preparando el cuerpo para la actividad que vendrá.

Vata, imprime cualidades de ligereza, lucidez, actividad mental, creatividad. Es por eso también que a medida que transcurren los ciclos de sueño (que duran unos 90 minutos), disminuye el tiempo dedicado al sueño profundo (reparación del cuerpo por la acción del periodo *pitta*) y se incrementa el tiempo dedicado al sueño REM[1] , esencial para equilibrar el estado de ánimo y procesar las experiencias, recuerdos y aprendizaje, pues *vata* rige el sistema nervioso.

Las cualidades de *kapha* son las que inducen el dormir profundo sin sueños, y de ahí la conveniencia de irse a la cama en este periodo favorable de la noche. Por eso se dice popularmente que "las horas dormidas antes de medianoche, valen por dos".

---

1.   REM: *Rapid Eye Movement.* Es el sueño de movimientos oculares rápidos, que se asocia al acto del soñar.

Las actividades diarias pueden estar soportadas o no, por la mayor prevalencia de los *doshas* según sus ciclos horarios. Una decisión inteligente sería adecuar, por tanto, nuestra rutina diaria, al ciclo que ellos marcan. Uno de los grandes ritmos de la vida, es la del sueño y la vigilia, la del descanso y la actividad. Armonizar este importante ciclo con los *doshas* aportará muchos beneficios a nuestra salud.

Ritmo estacional y *doshas*

El cambio de las estaciones trae como consecuencia cambios en el predominio de los *doshas* en la naturaleza. Hay que ajustar las estaciones a las distintas regiones y latitudes del planeta, porque dependiendo del lugar, no tendremos necesariamente cuatro estaciones bien definidas. Hay regiones que pueden llegar a tener hasta seis estaciones al año, como en ciertas aéreas de Asía, donde se añade a las cuatro habituales, la estación de lluvias (monzón), o como en los trópicos o los polos, donde solo tienen dos estaciones. Desde la perspectiva ayurvédica se considera que existen tres estaciones básicas, cada una en relación con un *dosha:*

- *Kapha* será más abundante con el tiempo frío y húmedo, lo que corresponde a buena parte del invierno y la primera parte de la primavera, cuando el tiempo es lluvioso.

- *Pitta* predominará cuando el calor aumente, haya poca lluvia y el sol tenga su máxima radiación, lo cual corresponde con el verano y la primera parte del otoño.
- *Vata* en cambio lo hará en la mayor parte del otoño, cuando el tiempo es seco, ventoso y frío y en la primera parte del invierno, cuando todavía la nieve o la lluvia no se han generalizado.

	Primavera	**Verano**	**Otoño**	**Invierno**
Kapha	**Se agrava**	Disminuye	Neutro	Aumenta
Pitta	Aumenta	**Se agrava**	Disminuye	Neutro
Vata	Neutro	Aumenta	**Se agrava**	Disminuye

Tabla 7. ***Doshas* y estaciones.** La agravación, es decir la clara predominancia del *dosha* en la naturaleza siempre es precedida por una estación o condiciones climáticas que aumentan progresivamente el *dosha*. Después de su agravación, que es el estado de mayor intensidad, las nuevas condiciones permiten una disminución del *dosha* hasta sus valores mínimos.

Así, el calor del verano aumentará *pitta,* la sequedad del otoño incrementará *vata,* el frío del invierno hará crecer *kapha*. Pero podemos matizar más: el calor húmedo agravará *pitta* más que el calor seco, porque *pitta* es fuego con un poco de agua. Como *pitta* produce transpiración, el calor húmedo es especialmente agobiante e incómodo para los sujetos con predominio de *pitta*.

El calor seco no será tan bueno como el húmedo para *vata,* porque este *dosha* es frío y seco. Sin embargo, *kapha* se beneficiará mucho más del calor seco que del húmedo, porque en su naturaleza fría está presente el agua.

El viento caliente y húmedo agravará a *pitta,* mientras que el viento frío y seco lo hará especialmente con *vata.* La lluvia y la nieve incrementarán *kapha,* mientras que *pitta* mejorará.

Entender los ciclos circadianos y estacionales de los *doshas* es muy importante para prever y pronosticar cuándo las patologías o los desequilibrios van a empeorar o mejorar, y cuando aplicar determinados tratamientos para que sean más efectivos.

Así, por ejemplo, es de esperar que en el invierno y primavera haya un aumento de los problemas relacionados con *kapha,* como los catarros y problemas mucosos, las alergias o los reumatismos, que se agravan en condiciones de frío y humedad y mejoran en tiempo cálido y seco.

Este conocimiento de cómo afecta el lugar y las condiciones climatológicas, también se tenía en cuenta en nuestra medicina actual, antes de que la industria farmacéutica y la química se convirtieran en reyes absolutos de la terapéutica. No hay que ir muy atrás cuando los médicos aún prescribían las *curas de montaña,* de *mar* o la *balneoterapia* y no solo por el uso de las aguas, sino por determinadas cualidades del entorno. Al modificar los *doshas* "ambientales", éstos dejan de acumularse en el cuerpo y mejoran la condición del enfermo sin los efectos secundarios de los medicamentos. Se efectuaba así, una verdadera cura de salud y no solo la supresión de los síntomas.

Un factor importante para tener en cuenta son los cambios de estación, especialmente si son bruscos e intensos, pues todo cambio afecta a *vata* ya que este *dosha* es el más variable, móvil, e irregular, y es consecuentemente el más vulnerable. Por esta facilidad de movimiento, afecta y "mueve" a los otros dos *doshas, pitta* y *kapha,* que son más estables.

Estos momentos de cambio estacional son ideales también para realizar procesos de desintoxicación del organismo, con la finalidad de desalojar el *dosha* o los *doshas* acumulados en las estaciones previas. Existen técnicas muy elaboradas y sofisticadas en **ayurveda** como el ***panchakarma*** para eliminar el exceso de los *doshas* y purificar las toxinas acumuladas en los órganos y tejidos.

Nuestros pensamientos, emociones, conductas, actitudes, hábitos, trabajo, comida, relaciones, etc. tienen una influencia saludable o enfermiza sobre nosotros. La salud y la enfermedad no son más que el resultado final de la suma de nuestras elecciones y acciones en combinación con la influencia del entorno en sus ritmos.

Los *doshas* en el ciclo de la vida

Existe un tercer ciclo de mayor amplitud que abarca la totalidad de nuestro paso por el mundo. Compartimos apenas un instante infinitesimal en el viaje cósmico de nuestro planeta. Y en ese instante transcurre nuestra vida, llena de incontables experiencias, bajo la influencia de los *doshas.*

La llegada a nuestro nuevo hogar, a través de la puerta de la concepción y el nacimiento, requiere de un tipo de energía-inteligencia que llamamos *tamas,* pues es la *guna* de la materialización. Bajamos a este planeta y tomamos un cuerpo físico, gracias a la cualidad descendente y material de la *guna* **tamas** y de su *dosha* asociada **kapha,** formada de tierra y agua, los elementos más densos y pesados.

Si queremos obtener consistencia, desarrollo y estabilidad física, necesitamos de *kapha.* Será pues el *dosha* predominante a lo largo de la infancia, especialmente en los primeros años, aunque su influencia se extenderá hasta la pubertad y quizás los primeros años de adolescencia o hasta que todo crecimiento haya cesado. Y eso quiere decir que la mayor parte de los problemas de salud de esta época estarán asociados con el exceso de *kapha,* ya que de forma natural se encuentra elevado en estos años. Así veremos los típicos problemas de los niños siempre llenos de mocos o de alergias respiratorias.

En la **adolescencia y juventud** surge el genio de la individualidad. El adolescente busca a toda costa encontrarse, saber quién es, y lograr dirigir su propia vida en la dirección elegida. Necesita de una energía nueva, de una capacidad de organización y planificación que le lleve a una proyección social, académica, laboral. Busca encontrar su sitio en la sociedad y desarrollar en ella su papel, logrando, si es posible, el éxito y el reconocimiento de los demás. Para ello necesitará asimilar y transformar en propia, la educación recibida y convertirse así en un profesional cualificado en algún sector de la sociedad. Toda esta energía-inteligencia de energía, transformación, asimilación y exteriorización es patrimonio de la *guna **rajas*** y de su *dosha* asociado, **pitta.** Este *dosha* predominará durante toda la fase adulta, posibilitando con ello la obtención de los logros propios de esta etapa: una carrera, una familia, un patrimonio personal, etc.

Es también en esta época, cuando surgen los mayores problemas relacionados con las exigencias personales, laborales y familiares, llevando fácilmente a *pitta* fuera de control y manifestando muchos de los síntomas de la respuesta de estrés: irritabilidad, competitividad, prisa, impaciencia, ambición, perfeccionismo, hipertensión, acidez, insomnio, etc.

Este predominio alcanza hasta la década de los 50, a partir de la cual el ímpetu de *pitta* disminuye, dejando paso al *dosha **vata*** que extenderá su influencia hasta el final de la vida. Se acerca el tiempo de la jubilación, donde el talante, la energía y los objetivos ya no son los del comienzo de la juventud, cuando aún no se tenía nada y se quería todo en la vida. Uno siente dejar en estas edades la lucha por el logro exterior y quiere disfrutar de lo que se ha conseguido, orientar la vida en otra dirección, menos activa por fuera pero más fructífera y creativa por dentro.

El último tercio o cuarto de la vida es el momento de la cosecha, atrás quedó la siembra y el esfuerzo. Cuando uno ha sabido envejecer sabiamente, aparece una tendencia natural a mirar hacia el interior y a desapegarse de la materia. *Vata* es el *dosha* más sutil, compuesto de espacio y aire, justo el opuesto a la materia y lleva en su esencia la energía-inteligencia de la *guna* **satva** con su sabiduría, calma y equilibrio y cuya dirección es ascendente, justo lo contrario de *tamas* que nos encarnó y ató a la materia. Es el momento de aligerar el peso del equipaje para finalmente partir con la ligereza del aire y la infinitud del espacio.

Uno de los efectos que acontecen en la vejez es la pérdida de masa muscular y ósea junto con la disminución del porcentaje de agua corporal. La vejez es sinónimo de deshidratación, de sequedad, la cual es la principal cualidad de *vata*. Las enfermedades degenerativas, esclerosantes, fibrosas, el aumento de la rigidez corporal, las arrugas en la piel, todo ello son los signos de un exceso desequilibrado de *vata* en el organismo.

Los *doshas* en la psicofisiología

Como hemos visto, los *doshas* presentan cualidades diferentes en virtud de los elementos que los forman, cualidades que van a ser transmitidas a la **estructura, función y temperamento** del ser humano. Las diversas combinaciones de los mismos dan lugar a la gran variedad de fisionomías y temperamentos.

Como puedes observar en las tablas, *vata* y *kapha,* debido a la gran diferencia de sus elementos constituyentes, son predominantemente opuestos, expresando cualidades contrarias. Así *vata* es delgado, de poca estructura y masa muscular, dinámico, variable, seco y *kapha* es corpulento, sedentario, estable y húmedo. En muchas características *pitta,* va a tomar un lugar intermedio entre ambos.

Vata es el *dosha* responsable de todo movimiento en el cuerpo. *Pitta* es el responsable de todos los procesos de transformación (metabolismo) del organismo. *Kapha* se ocupa fundamentalmente de dar cohesión, estabilidad y fluidez a la estructura del cuerpo.

Estructura

	Vata	*Pitta*	*Kapha*
Apariencia	Delgada.	Mediana.	Ancha, corpulenta.
Peso	Bajo, dificultad para ganarlo, facilidad para perderlo.	Normopeso.	Sobrepeso, facilidad para ganarlo, dificultad para perderlo.
Musculatura	Poco desarrollada.	Atlética.	Grande.
Huesos	Finos, pequeños.	Medianos.	Grandes.
Articulaciones	Prominentes.	Proporcionadas.	Sólidas, pero no prominentes.
Resistencia	Débil.	Moderada.	Fuerte.
Piel	Seca, áspera, fina.	Tibia, rojiza, pecosa.	Grasa, suave, fría.

	Vata	*Pitta*	*Kapha*
Cabello	Fino, liso, oscuro, deslustrado.	Fino, liso, rojizo, canas prematuras.	Grueso, graso, ondulado, brillante.
Uñas	Quebradizas, pálidas.	Blandas, rosadas.	Anchas, cuadradas, fuertes.
Sudor	Escaso.	Abundante.	Moderado, frío.
Ojos	Pequeños, secos, apagados.	Proporcionados, penetrantes.	Grandes, atractivos.
Labios	Delgados, secos.	Medianos, rojos o rosados.	Gruesos, firmes.
Dientes	Pequeños, irregulares, frágiles.	Medianos, regulares.	Grandes, brillantes, fuertes.
Lengua	Seca, agrietada, áspera.	Moderada, roja.	Gruesa, grande, viscosa, blanca.
Nariz	Delgada	Mediana, afilada.	Ancha, gruesa.
Rostro	Delgado, alargado.	Triangular.	Redondo, cuadrado.

Tabla 8A. **Los *doshas* en la psicofisiología. Estructura.**

Función

	Vata	*Pitta*	*Kapha*
Apetito	Variable.	Intenso.	Constante, estable.
Gusto y sed	Calientes, salados, sed variable.	Comida fría, condimentada, grasa, gran sed.	Comida caliente, textura cremosa, dulce, poca sed.
Tolerancia al ayuno	Baja, se debilita.	Difícil, por su gran apetito.	Bien tolerado, se benefician mucho.
Frecuencia de comidas	Cada poco tiempo.	Intervalos regulares.	Se saltan comidas.
Digestión	Variable, Inconstante.	Fuerte.	Estable, a veces pesada.
Eliminación	Gases, estreñimiento, secas.	Regular, blanda, abundante.	Lenta, regular, moderada.
Sueño	Ligero, escaso, difícil.	Poco, bueno.	Abundante, profundo.
Menstruación	Irregular, escasa, corta, dolorosa, oscura.	Regular, abundante, larga, roja.	Regular, moderada.
Movimiento	Rápido, brusco, imprevisto.	Intenso, preciso.	Lento, pausado, relajado.

Tabla 8B. **Los *doshas* en la psicofisiología. Función.**

Temperamento

	Vata	*Pitta*	*Kapha*
Actividad	Inquieta, irregular.	Compulsiva, precisa, ordenada, competitiva.	Sedentarios, calmados, lentos, metódicos.
Palabra, voz	Rápida locuacidad	Intensa, clara, precisa.	Amable, tierna, dulce.
Ambiente	Desean calor, luz, sol. Buscan espacios abiertos, huyen del viento.	Desean el frío y el agua (ríos, lagos), huyen de la humedad y el calor.	Desean el calor, la comodidad, la tranquilidad.
Sensible	Dolor, ruido, frío, viento	Calor, luz, colores cálidos.	Frío, humedad, tacto, emociones.
Emociones	Emotivos, inestables, entusiasmo.	Sensible, compasivo, pasional, valeroso.	Apacible, cariñoso, tolerante, estable, generoso.
Pensamiento	Teorizador, creativo, ágil, inteligente, iniciativa.	Planificador, estratega, perspicaz, inteligente, meticuloso, emprendedor.	Lento, perseverante, buena comprensión.
Voluntad	Débil, inconstante.	Moderada.	Perseverante.

	Vata	*Pitta*	*Kapha*
Memoria	Variable, débil a largo plazo.	Buena.	Buena.
Aprendizaje	Rápido, asimilan muy bien.	Buena asimilación, agudo.	Lento, tardío.
Sexualidad	Variable, fantasioso.	Intensa, pasional, impaciente.	Cálida, tranquila, sin sobresaltos, tierna.
En desequilibrio	Ansiedad, temor, preocupación, estrés, baja tolerancia, indecisos.	Irritabilidad, Agresividad, ambición, obsesividad, arrogancia, celos.	Pereza, Somnolencia, depresión, apego, envidia, posesividad.

Tabla 8C. **Los *doshas* en la psicofisiología. Temperamento.**

Los asientos de los *doshas*

En términos generales, los *doshas* tienden a localizarse predominantemente en ciertas zonas corporales.

- *Kapha* predomina en la **parte superior del cuerpo, tórax y cabeza,** ya que el sistema y las vías respiratorias, los senos frontales y sinusales, son ricos en elementos húmedos (mucosidad) para evitar así la sequedad que, de otra forma, produciría el aire inspirado. Bronquitis, catarros, sinusitis son todas enfermedades producidas por un exceso de *kapha.*

- *Pitta* lo hace en la **zona media, alrededor de la parte alta del abdomen.** Dado que este *dosha* es el responsable de la transformación, digestión y desintoxicación (pues ésta ocurre a través de procesos enzimáticos), es lógico que abunde en la parte media del cuerpo, donde se concentran los órganos digestivos (fundamentalmente intestino delgado) y el hígado (verdadero laboratorio del cuerpo).

- *Vata* en la **parte inferior del abdomen, la pelvis y las piernas.** Dado que en esta parte se encuentra el intestino grueso, los orificios de salida del aparato digestivo, el sistema urinario y genital, así como las piernas que nos otorgan la capacidad de desplazamiento en el mundo. *Vata,* el *dosha* responsable del movimiento, produce la deposición, la micción, la eyaculación, el flujo menstrual y el parto.

Por otro lado, los *doshas,* por sus cualidades y funciones, van a tener predilección, por afinidad, con ciertos órganos y tejidos, lo que da como resultado, que se establezcan y asienten de forma natural en ellos. Cada **dosha se encuentra cómodo en sus órganos más afines.** El conocimiento de estos lugares es importante, pues normalmente la primera manifestación de desequilibrio del *dosha* surgirá en su asiento natural.

Así pues, estos órganos y tejidos serán más vulnerables, y habrá que prestarles especial atención y protección, especialmente en **las constituciones –*prakriti*– de predominio del *dosha*** y que veremos en el próximo capitulo.

A estos órganos se les considera como **"asiento" primario o secundario** del *dosha.*

	Asiento principal	Asientos secundarios	Desequilibrios
Vata	Intestino grueso. (colon)	Cerebro, huesos, articulaciones.	Gases, estreñimiento, artralgias y artritis, neuralgias,...
Pitta	Intestino delgado.	Hígado, vesícula biliar, bazo.	Acidez y ardor, úlceras, inflamaciones e infecciones,...
Kapha	Estómago.	Pulmones, pericardio.	Mucosidad, asma, diabetes, cardiopatías,...

Tabla 9. **Asientos de los *doshas*** y ejemplos de desequilibrios.

Sin embargo, para analizar la complejidad de la fisiología, el médico ayurvédico, va más allá de la *tridosha,* y contempla cinco funciones específicas de cada uno de ellos, a las que denomina **sub doshas.** La existencia de asientos secundarios, no solo se explica por la similitud entre órganos y *doshas,* sino especialmente por la existencia de los **sub doshas.** No es posible en este libro contemplar estas quince divisiones o funciones.

Doshas, sabores y nutrición

El **ayurveda** establece que existen seis sabores, derivados de los cinco elementos, que se encuentran presentes en los alimentos en proporciones desiguales. (Tabla 10, pág 86).

La mayoría de los alimentos presentan uno o dos sabores, de ahí la importancia de incluir una dieta variada que pueda aportar diariamente los seis, pues **el sabor,** desde la perspectiva del **ayurveda,** es importante para la nutrición y para los *doshas* y el **sentido del gusto constituye una de sus grandes avenidas terapéuticas.**

En sanscrito, sabor es *rasa.* Tiene la misma denominación que el *rasa dhatu,* el primer tejido que se forma en el organismo, a partir del producto de la digestión. Es por tanto **"el jugo", la esencia inmediata de los alimentos** digeridos por el fuego digestivo o *agni,* que nutre al resto de los tejidos y en especial, al segundo, el *rakta dhatu,* la sangre, quien distribuye la nutrición necesaria a todo el organismo.

Rasa (sabor)	Mahabhutas	Atributos	Alimentos
Dulce	Tierra + Agua	Frío, oleoso, pesado.	Azúcar, arroz y todos los cereales, leche, mantequilla...
Ácido	Tierra + Fuego	Caliente, oleoso, ligero.	Yogur y alimentos fermentados, queso, cítricos...
Salado	Agua + Fuego	Caliente, oleoso, pesado.	Sal, mariscos, algas...
Picante	Fuego + Aire	Caliente, seco, ligero.	Cebolla, ajo, especias...
Amargo	Aire + Espacio	Frío, seco, ligero.	Espinacas, endivias, café, cúrcuma.
Astringente	Aire + Tierra	Frío, seco, pesado.	Granada, arándanos, judías, lentejas.

Tabla 10. **Sabores y elementos.**

El **ayurveda,** consciente del hecho de que "somos lo que comemos y digerimos" equipara la esencia de los alimentos (el sabor –*rasa*–), a este primer tejido –*rasa dhatu*– formado a partir de ellos. Al cuerpo físico se le denomina también ***annamayakosha***[1] que literalmente significa la envoltura del alimento. La calidad de la materia biológica

---

1. *Anna:* alimento. *Maya:* ilusión. *Kosha:* envoltura. El cuerpo físico es la envoltura ilusoria (al estar hecho de materia) del *atma* o *purusha,* la conciencia. Cuerpo que depende y está hecho de alimento. De las cinco envolturas ilusorias del *atma,* la más externa y material.

del cuerpo depende de la fuente de la que se provee y especialmente de su capacidad para transformar y asimilar las esencias de los alimentos.

Al igual que todo en el universo, los alimentos no son más que la combinación en distintas proporciones de sustancias más sutiles, los cinco elementos o *mahabhutas*. Por tanto, la nutrición no solo aporta los macronutrientes (proteínas, carbohidratos y grasas) y micronutrientes (vitaminas, oligoelementos, etc.) que contempla la ciencia occidental, sino también esas cualidades sutiles, necesarias para la vida. Ellos tendrán una influencia sutil sobre nuestros *doshas* y elementos. Los alimentos son también el resultado de diferentes combinaciones de la *triguna,* las cualidades más finas o sutiles de la creación y que a nivel humano **se expresan especialmente en la mente:**

- *Satva,* crea cualidades de vida, equilibrio, paz, claridad, bondad. Alimentos *sátvicos* son por ejemplo, el arroz y los cereales, la leche[2] , la miel, las frutas dulces, las hortalizas en general.
- *Rajas,* activa, agita y llena la mente de pasión, ambición, ira. Alimentos de influencia *rajásica* son aquellos que contienen fuertes sabores picantes, salados y ácidos, así como las carnes, el ajo y la cebolla en exceso y los estimulantes de todo tipo (café, té, bebidas industriales).

---

2. Hablamos de la leche fresca tal y como es ordeñada de un animal sano que pasta al sol y al aire libre, sin estrés, explotación ganadera, ni tratamientos químicos. Leche muy diferente al producto industrializado que nos llega a los supermercados.

- ***Tamas,*** por el contrario, adormece, confunde e infunde cualidades de pesadez, inercia, y abatimiento en la mente. Toda alimentación procesada, envasada, con altos contenidos de conservantes, así como el alcohol, los hongos con sus sistemas reproductores –setas– en general, que se nutren de la materia orgánica en descomposición (aunque presenten, algunos de ellos, cualidades terapéuticas sumamente interesantes para tratar el cuerpo y la enfermedad, precisamente por su función en la naturaleza) y también la comida almacenada largo tiempo después de cocinada, es *tamásica.*

Una mente sana es una mente predominantemente *sátvica.* Por ello el yoga y el **ayurveda** buscan disminuir la influencia de *rajas* y *tamas* y aumentar la de *satva,* mediante la meditación, el comportamiento, el entorno, las relaciones y por supuesto la alimentación.

Capítulo 5
Prakriti, la constitución

Si somos el resultado único de la combinación de tres fuerzas que se encuentran en proporciones distintas en cada uno de nosotros, tendremos que preguntarnos antes de abordar cualquier cuestión referente a la salud o la enfermedad, cómo se encuentran estas fuerzas en el momento del nacimiento. Es lo que se conoce como ***prakriti*, la constitución.** En el paradigma védico se utiliza la misma palabra para designar el macrocosmos (universo) y el microcosmos (hombre).

Saber qué constitución somos, aporta información precisa sobre nuestros puntos fuertes y débiles, y nos ayuda a establecer medidas que potencien las fortalezas y disminuyan las vulnerabilidades. Conocer la propia constitución se torna un **requisito casi indispensable para la salud y la longevidad.**

Prakriti que en **ayurveda**, significa la "primera creación", la constitución original y singular de cada individuo en el momento de nacer, constituye **en condiciones normales, el estado más saludable.** El niño sano nace con los *doshas* en equilibrio y por tanto expresando sus cualidades más positivas para la vida.

La constitución distingue y caracteriza a un individuo distinguiéndolo de otros, tanto en los **caracteres físicos como psicológicos y en las respuestas** que como organismo mente-cuerpo tendrá frente al entorno.

Diferentes factores intervienen en el tipo de constitución que cada uno tiene en el momento de nacer. La carga especifica de los *doshas* que porta el espermatozoide y el óvulo en el momento de la concepción tendrá una influencia decisiva. De ahí que un buen estado de salud y equilibrio de los padres, con un buen *sukra dhatu* y una buena cantidad de *ojas,* sea esencial para garantizar una constitución robusta y resistente. Pero los *doshas* son dinámicos, no estáticos y están en constante homeostasis con el entorno, por lo que durante el tiempo de embarazo, los cambios en la madre afectarán a los *doshas* del niño en gestación. La alimentación, el estilo de vida, las estaciones donde transcurre el embarazo e incluso la situación geográfica, pueden jugar un papel en modificar levemente la constitución genética heredada.

Charaka[1] refiere la importancia de la pureza, la conciencia y la *sadhana*[2] de los padres en el momento de la concepción.

Los tres *doshas* se encuentran siempre presentes en el organismo, pero atendiendo a sus diferentes proporciones darán origen a tres tipos de constitución:

---

1. Autor del *Charaka Samhita,* el texto fundamental de medicina interna.
2. Práctica espiritual en el contexto del yoga.

1. ***Eka dosha prakriti.*** Constituciones puras de un solo *dosha* predominante. *Vata, pitta* o *kapha.*

2. ***Dwi dosha prakriti.*** Donde prevalecen dos *doshas* con poca diferencia entre ellos y un tercer *dosha* mucho menos importante o predominante. *Vata-pitta, vata-kapha, pitta-kapha* o viceversa (*pitta-vata,* etc.). Esta constitución doble es mucho más frecuente que las otras dos.

3. ***Tri dosha prakriti.*** Aquí ningún *dosha* predomina sobre otro, *vata-pitta-kapha.*

La manera más fiable de conocer la propia *prakritti,* es a través del diagnóstico por el pulso y del estudio de la carta natal, en la astrología védica o *jyotish.* Sin embargo, podemos lograr una aproximación aceptable aunque imprecisa a la constitución original, cuando evaluamos las características psico-fisiológicas y anatómicas, en un lapso de la vida suficientemente amplio. Por ello a la hora de responder a los cuestionarios sobre dichas características, es conveniente tener esto presente y no responder con los datos de los últimos meses o años, pues ello nos indicaría de manera más fiable la **constitución actual, presente, que puede ser diferente a la original –*vikriti*–.**

Por ejemplo, una persona puede haber sido delgada la mayor parte de su vida, pero desde hace unos pocos años ha cogido unos kg de más. El sobrepeso es una característica *kapha,* y si responde con el registro de los últimos años, entonces la balanza se desplazará sutilmente hacia el lado *kapha* lo cual distorsionará su verdadera *prakriti* más abundante en *vata,* cuya naturaleza es delgada.

La *prakriti,* siempre representa el estado más sano de la fisiología, porque es la proporción de los *doshas* con la que hemos nacido en un estado de equilibrio, y de óptima regulación y homeostasis. El conocimiento de la propia *prakriti* aporta una **gran ventaja en el terreno de la prevención,** ya que conociendo los *doshas* principales que operan en nosotros, sabremos también el tipo de factores, circunstancias y estilo de vida que debemos evitar o favorecer en nuestra vida.

Mantener la *prakriti,* es el destino y objetivo, de todos los sistemas de regulación del cuerpo, mediante un proceso de adaptación permanente a las circunstancias del medio interno y externo. Si tenemos éxito en ello, mantenemos la salud y la constitución original, y con ello un óptimo funcionamiento psicofisiológico. Si fracasamos empezamos a enfermarnos y a desviarnos, con el tiempo, de nuestra naturaleza primaria. Adoptamos así, una forma de ser y estar artificial, que se denomina ***vikriti*** y que significa, "desviado de la naturaleza", y también "aquello que cubre la *prakriti*".

Descubre tu constitución

Una de las formas más accesibles al conocimiento de la propia constitución es a través de cuestionarios basados en las características de la **estructura, función y temperamento,** que hemos visto en el capítulo de los *doshas* y **la psicofisiología** (tablas 8A, 8B y 8C).

Puedes utilizar esas mismas tablas para **marcar con un círculo aquellas características más obvias, frecuentes o intensas** que observas en ti.

Tratándose de rasgos físicos que son bastante objetivos, la elección suele ser obvia. En el caso de las características funcionales o mentales, que son más variables y subjetivas, puede ser más difícil ubicarse. Por eso hay cuestionarios con un sistema de puntos en función de la intensidad o frecuencia de una determinada característica. Recomiendo realizar los cuestionarios en diferentes momentos, ya que según el estado emocional y la predominancia de *doshas* del momento, las respuestas pueden ser ligeramente diferentes en las características temperamentales. Si quieres conocer tu *prakriti* entonces responde, como he dicho, en función de la experiencia en la mayor parte de tu vida. Las respuestas a corto plazo (últimos meses, años) pueden servirte para, una vez conocida la constitución natural, testar cómo las diversas influencias de la vida actual te afectan, y poder así, poner en marcha cuanto antes, medidas de reequilibrio que garanticen una rápida vuelta a "ti mismo" como el mejor seguro de salud.

Cómo interpretar el resultado

Suma el total de círculos o respuestas marcadas de las tres columnas de las tres tablas. La primera columna corresponde como ves a *vata,* la segunda a *pitta* y la tercera a *kapha.* El resultado puede mostrar tres opciones:

1. Si las tres puntuaciones están bastante cercanas, tu constitución es **tridoshica** *vata-pitta-kapha.*

2. Si existen dos puntuaciones moderadamente altas y cercanas y claramente superiores a una tercera bastante más baja, tu constitución es **dwidoshica.** *V*ata-pitta, *vata-kapha, pitta-kapha* o viceversa (la primera *dosha* es la más alta).

3. En la tercera posibilidad un *dosha* puntúa muy alto y los otros dos se encuentran cercanos el uno del otro, pero alejados del *dosha* predominante. Es el caso de una constitución pura o **eka prakritti.**

Ten en cuenta que el número de puntos del cuestionario no muestra el porcentaje o proporción exacta del *dosha,* sino un valor aproximado.

Recuerda que ninguna constitución es mejor que otra, pues cada una de ellas expresa lo mejor de sí misma.

Capítulo 6
Agni, el fuego

En los *Vedas*, **Agni** es una deidad prominente, y es, a excepción de *Indra*[1], a quien se le dedican más himnos sagrados. Inmortal, el más divino de los sabios, tiene las funciones divinas más elevadas y se dice que creó el sol y adornó el cielo con estrellas.

Siempre familiarizado con todas las formas de adoración, es el protector de toda ceremonia o ritual, por medio de los cuales los hombres pueden servir, nutrir y avivar adecuadamente a los *devas,* a los impulsos de inteligencia que conforman este universo. *Agni,* veloz mensajero entre el cielo y la tierra, que lleva las ofrendas de los hombres y garantiza una comunicación mutua entre los inmortales y los mortales, es el protector de los hombres. Y quienes lo adoran consiguen prosperidad, riqueza y larga vida.

Agni –o *tejas*– representa la esencia de *pitta,* de igual forma que *prana* lo es de *vata* y *ojas*[2] de *kapha.*

---

1.   Deidad central del *Rig Veda.* Considerado en los antiguos tiempos védicos como el rey de los devas o dioses.

2.   *Prana, tejas* y *ojas* son tres sustancias-energías-cualidades sutiles que son la esencia de los tres *doshas. Prana* –*vata*– es la energía vital, directamente relacionada con el aire, responsable de todo movimiento y creatividad en la mente. *Tejas* –*pitta*–es la luz, el brillo, el coraje, la motivación y el calor que metaboliza y transforma y que tiene al sol como su fuente y expresión. *Ojas* –*kapha*– es también la

En el *Charaka Samhita* se dice:

> "*Ayu* (vida), *varna* (aspecto, color), *bala* (fuerza), *swathya* (salud), *utschhaha* (entusiasmo), *upachaya* (crecimiento y desarrollo del cuerpo), *prabha* (lustre), *ojas* (vitalidad), *tejas* (vigor), *prana* (energía) dependen de *agni*. La cesación y los desórdenes de *agni* en el cuerpo causan la muerte y la enfermedad respectivamente. Por tanto, *agni* es considerado la causa primordial del cuerpo".

Y en el *Sushruta Samhita:*

> "El equilibrio de *agni* en el cuerpo es llamado también salud".

La envoltura del alimento –*annamayakosha*– como se conoce al cuerpo físico, debe ser nutrida para mantener su apariencia y funcionamiento. Así, un alimento externo, completamente distinto y extraño al cuerpo, debe ser transformado de modo radical, si queremos que pueda ser asimilado e incorporado a los tejidos. En nuestra fisiología acontece un verdadero milagro de transformación, pues el pollo, la ensalada, el arroz que comemos acaba perdiendo su estructura original y convirtiéndose en nuestro hígado, hueso o sistema nervioso.

---

esencia de los siete tejidos –*dhatus*–. Relacionada con el agua y la luna, otorga resistencia, estabilidad y suavidad a la fisiología y sostiene el sistema inmune. La armonía y fortaleza de estas tres energías otorga salud, longevidad y dicha.

Esta primera estación transformativa, la **digestión,** es especialmente relevante e importante, porque sin ella no es posible llevar a cabo las otras funciones del metabolismo. Por eso el conjunto de procesos digestivos que rompen los alimentos en sus componentes básicos, como son las proteínas, grasas, azúcares, vitaminas, etc. constituye el *agni* más importante y esencial y se le conoce como **jatharagni.**

Pero desde la perspectiva ayurvédica, el cuerpo no solo está formado de materia orgánica sino de los cinco elementos y es esencial mantener la cantidad y equilibrio de los mismos, mediante la "digestión" y asimilación de los elementos que se encuentran en nuestro medio ambiente y que son ingeridos principalmente a través de los alimentos, pues todo alimento es, en última instancia, el resultado de un combinación diferente de los cinco elementos. Así pues, el organismo dispone además de un "sistema digestivo sutil" que se conoce como **bhutagni.**

Por otro lado, el cuerpo posee múltiples sistemas enzimáticos que catalizan todas las reacciones bioquímicas en las células y tejidos, y tanto en el sentido de la nutrición-asimilación, como en el de la desintoxicación. Todos ellos se conocen como **dhatwagnis.**

El **ayurveda** distingue por tanto, **trece tipos de *agni*** en el cuerpo: un *jatharagni* (el fuego digestivo), cinco *bhutagnis* (uno por cada elemento) y siete *dhatwagnis* (uno por cada *dhatu* o tejido).

Jatharagni, el poder de la digestión

Este *agni* se encuentra es el intestino delgado y está estrechamente relacionado con *pachaka pitta* (el *sub dosha* principal de *pitta* por encontrarse en el asiento primario del mismo). Su función principal es la **digestión del alimento y su función secundaria calentar y mantener la temperatura corporal.**

La nutrición ayurvédica pone el énfasis en el sabor, más que en los principios inmediatos –proteínas, grasas, carbohidratos–. **El sabor presente en los alimentos nutre el cuerpo** y es metabolizado y digerido por *agni*. El sabor en sus diferentes niveles es esencial por su influencia en los *doshas,* los *dhatus,* los *bhutas* y la mente.

Rasa es el sabor primario que produce el alimento cuando se deposita en la lengua y que representa los distintos elementos que lo componen, antes de que la saliva con sus enzimas –*agni*– empiece el proceso de la digestión. Este proceso, llevado a cabo por el fuego digestivo, digiere el sabor primario en diferentes estadios para generar lo que se conoce como ***vipaka*, el sabor posdigestivo,** que es el sabor definitivo y estable que queda en el cuerpo tras la digestión y que de la misma forma que el primario, tiene una influencia decisiva sobre los *doshas*.

Rasa	*Bhutas*	*Vipaka*	**Efecto** *Vipaka*
Dulce	Tierra + Agua	**Dulce**	**Incrementa** *kapha* Facilita la eliminación Aumenta *sukra*
Salado	Agua + Fuego		
Ácido	Fuego + Tierra	**Ácido**	**Incrementa** *Pitta* Facilita la eliminación Deteriora *sukra*
Picante	Fuego + Aire	**Picante**	**Incrementa** *Vata* Dificulta la eliminación Deteriora *Sukra*
Astringente	Aire + Tierra		
Amargo	Espacio + Aire		

Tabla 11. **Relación de los sabores primario y posdigestivo** con sus influencias sobre los *doshas,* la eliminación y el tejido reproductor.

Los estadios de la digestión del sabor y la obtención del *vipaka* correspondiente, son los siguientes:

1. En el **estómago** se crea el *vipaka* **dulce** –*madhura*– por acción sobre la tierra y el agua de los alimentos, es decir sobre los sabores primarios dulces y salados.
2. En el **intestino delgado** se produce el *vipaka* **ácido** –*amla*– por acción sobre los sabores primarios ácidos (fuego-tierra).
3. En el **intestino grueso** o colon, se genera el *vipaka* **picante** –*katu*– por digestión de los elementos sutiles del fuego, el aire, y el espacio –sabores picantes, amargos y astringentes–.

De esta secuencia de digestión se extraen interesantes conclusiones sobre el orden en el que es aconsejable comer los alimentos a fin de favorecer la digestión y asimilación de los mismos. Los alimentos más pesados, aquellos que contienen más tierra y agua, como los dulces, deberían ser tomados al principio de la comida, pues son los primeros que se digieren. Además como son los más difíciles y pesados de digerir, conviene que el fuego digestivo se encuentre fuerte, y esto ocurre en 2 circunstancias principalmente:

- Al comienzo de la comida, después de unas horas de ayuno, el apetito es fuerte, lo que es sinónimo de un buen fuego digestivo y de que el sistema está preparado para comer y digerir. El sabio consejo "no comas si no tienes hambre" hace referencia a esta capacidad de procesar los alimentos correctamente y transformarlos en un "buen jugo nutritivo".
- Al mediodía, cuando el sol está en lo alto, pues como hemos visto al hablar de los ritmos, *agni* al igual que *pitta,* tiene un ritmo circadiano solar. Aumenta conforme el sol asciende hasta encontrar su máxima expresión al medio día (hora de la comida principal que es cuando más apetito se suele tener en condiciones normales) y decrece con el sol, de ahí que las cenas deban ser ligeras y tempranas.

Conforme transcurre la comida y vamos llenando el estómago de alimentos, nuestro poder o fuego digestivo empieza a disminuir, debido a que nuestra capacidad enzimática es limitada y no podemos digerir cualquier cantidad de comida. Es por ello, que los últimos alimentos deben ser los de *vipaka* picante (pues es el sabor que más estimula el fuego) y en especial, los de aire y espacio (amargos) pues al ser los más ligeros y fáciles de digerir, no sobrecargarán la digestión. En nuestros hábitos gastronómicos cotidianos hacemos justo al revés, pues tomamos un pesado dulce de postre que suele tornar más pesada y lenta la digestión, produciendo, al mismo tiempo una peor calidad de alimento interno y un exceso de toxinas digestivas responsables de la agravación de los *doshas* con síntomas como: pesadez, dolor, flatulencia, etc. **Proteger pues, el fuego digestivo es uno de los objetivos fundamentales para mantener la salud.**

Los signos de un poder digestivo y un metabolismo sano y equilibrado *–sama agni–* son:

- Buen apetito, natural y a sus horas.
- Saciedad natural y que satisface plenamente.
- Buena digestión, la cual es silenciosa, sin síntomas digestivos, generales, ni mentales (como la típica somnolencia posprandial).
- Buena eliminación, regular y adecuada. La observación de las heces nos permite ver cómo opera nuestro *agni*. Heces bien formadas con forma de plátano, de color marrón suave, que no flotan, que apenas huelen y que se eliminan suavemente y sin esfuerzo, indican un adecuado *agni* y un buen equilibrio de los *doshas*.
- Buen tono vital y energético.
- Motivación, entusiasmo, alegría, coraje, y una sensación de tener la mente ligera y despierta.

Capítulo 7
La pérdida del equilibrio

La psicofisiología hunde sus raíces como hemos visto, en la profundidad del ser, de la Conciencia Pura. La conexión con su fuente es requisito para mantener el equilibrio dinámico que supone el estado de salud. Pero es obvio que hemos perdido esa conexión en el plano consciente y consecuentemente nos vemos abocados a la multiplicidad de los valores relativos en el tiempo y en el espacio, y a la experiencia de la separatividad.

Charaka mantiene que **la primera causa de enfermedad es la perdida de fe o confianza en lo divino.** Cuando no somos capaces de experimentar que Dios (la totalidad) mora en el interior de todas las cosas, creamos una fisura, una separación en nuestro interior, que genera un sufrimiento que se convertirá en la semilla o el germen de la enfermedad espiritual, mental y física.

El fin último de las terapias ayurvédicas es restaurar esa conexión, devolver la supremacía de la conciencia sobre la materia y de la unidad sobre la multiplicidad.

La causa primera de enfermedad

Al descender y encarnar en el mundo de la materia, *budhi,*[1] el intelecto, pierde progresivamente el valor de la unidad presente en la Conciencia Pura. Esto se conoce como ***pragya-aparadh,* el error del intelecto,** y constituye la causa primaria de toda enfermedad.

El intelecto queda confundido por la multiplicidad y al olvidar la unidad, pierde la autorreferencia. Como consecuencia aparece la **ignorancia –*avidya*– de la verdadera naturaleza del Ser** y la identificación con los objetos internos y externos de la mente y la naturaleza respectivamente.

Cuando nos desconectamos del Ser, entablamos una relación ilusoria con la vida y empezamos a decidir como **entidades aisladas** en el tiempo y el espacio, solo en función de nosotros mismos y no del todo. Esta **nueva e ilusoria identidad, el ego,** empieza a tomar elecciones que ya no tienen la claridad de *satva,* al estar bajo la influencia de a*vidya,* la ignorancia y contaminado por los otros valores de la energía y la materia –*rajas y tamas*–. El **ego** empieza a producir pensamientos, creencias, emociones y acciones, ilusorias y unilaterales, que llevan a ideas y deseos inapropiados en los diversos ámbitos de la vida

---

1. *Budhi,* función que nos permite discernir y discriminar valores distintos, forma junto con *ahamkara,* la individualidad, y *manas,* la mente asociativa, las tres funciones de la naturaleza subjetiva, la mente, creada a partir de las tres cualidades fundamentales, *satva, rajas* y *tamas,* manifestación primaria de la estructura tres en uno de la Conciencia Pura, *rishi, devata* y *chhandas* respectivamente. (Ver capítulo *El paradigma védico*).

y conducen al **uso inadecuado de los sentidos** [2], lo que origina gran cantidad de relaciones disfuncionales con la comida, con el cuerpo y sus necesidades, con la sexualidad, con la naturaleza y las estaciones, con los demás, etc. Ello sienta las bases para la alteración de los *doshas* y de *agni* causando con ello enfermedad.

El *Charaka* dice:

"Cualquier acto realizado por alguien con el entendimiento –*budhi*–, la voluntad –*dhriti*– o la memoria –*smriti*– trastornados, ha de ser considerado una transgresión deliberada –*pragyaparadh*–. Esto provoca todos los estados patológicos".

Y Vagbhata, autor del *Vagbhat Samhita* o *Asthanga Hridaya*, enuncia:

"Todas las enfermedades empiezan con *raga*, el deseo".

El proceso de enfermar

Las causas primarias de enfermedad, el **error del intelecto** y el **uso inapropiado de los sentidos,** junto con el **cambio permanente de la naturaleza** y de las estaciones, van a debilitar los componentes de la fisiología responsables de mantener su equilibrio, aumentando su vulnerabilidad a las **causas secundarias e inmediatas** de enfermar,

---

2. *Asatmya indriyarta samyoga,* en terminología sánscrita.

mucho más cercanas y comprensibles por la relación causa-efecto inmediata: virus y gérmenes, toxinas, exceso de frío o calor, estilos de vida poco saludables, etc. Al igual que un árbol con raíces poco profundas es arrancado por el viento, así **una salud no enraizada en el Ser es fácilmente removida** hacia la enfermedad.

Muchos elementos de la fisiología trabajan juntos para mantener su equilibrio dinámico, pero esencialmente existen dos de capital importancia y un tercer actor que entra en escena cuando se le permite y que cobra una función relevante en la extensión y agravamiento de la patología. Me refiero a ***dosha, agni*** y ***ama.*** Mientras los dos primeros pertenecen y son esenciales al funcionamiento de la fisiología, el **tercero no lo es** y corresponde a una condición-sustancia anómala, que perturba el funcionamiento de los órganos y tejidos.

Charaka sostiene que:

> "El equilibrio y la agravación de los *doshas* se debe en todo momento a la fuerza o la debilidad relativa de *agni,* el fuego digestivo. Por consiguiente uno debe proteger siempre su fuego digestivo e impedir todas las acciones que pudieran debilitarlo".

La perturbación de *agni*

Sama agni, el equilibrio del fuego digestivo debe ser cuidado a toda costa para evitar su perturbación en tres sentidos:

1. ***Tikshna agni.***
   El fuego digestivo puede **aumentar** más allá de lo deseable y convertirse en un incendio que abrasa y arrasa en lugar de un fuego controlado, que calienta y cocina.

   Las personas con una mente de predominio *rajásica* –energética– y una *prakriti pitta* están más predispuestas a este tipo de desequilibrio, pero también un estilo de vida demasiado excitante y una alimentación rica en sabores de fuego, como el picante, el ácido y el salado pueden alterar *agni* en esta dirección.

   El aumento de *agni* se manifiesta por:

   - Apetito aumentado, voraz, a todas horas e insaciable, con saciedad tardía y difícil.
   - Mala digestión por un exceso de "combustión" de los alimentos, y tendencia a la acidez.
   - Evacuaciones frecuentes, excesivamente "sueltas" (líquidas o poco formadas).
   - Excitación vital y energética.
   - Irritabilidad, pasión, prisa, excesiva reactividad.

2. ***Manda agni.***
   Si hay una condición aún más peligrosa que el aumento de *agni,* es su **debilidad,** porque **esta condición está**

directamente relacionada con la creación de *ama*, uno de los factores esenciales de precipitación y manifestación de la patología. Dice el *Charaka:*

"Todas las enfermedades tienen por origen un fuego digestivo debilitado".

Las personas con una mente de predominio *tamásica* con tendencia a la inercia y una *prakriti kapha* están más predispuestas a la debilidad de *agni,* pero también un estilo de vida demasiado sedentario y poco estimulante y una alimentación pesada, demasiado grasa y rica en sabores de tierra, especialmente el **dulce,** pueden debilitar *agni* de la misma forma que mucha leña sofoca el fuego de una hoguera.

A mayor debilidad de *agni,* mayor facilidad para que éste sea perturbado por una dieta descuidada y un mal estilo de vida.

La debilidad de *agni* se manifiesta por:

- Apetito disminuido al punto de tener que saltarse alguna comida o tener que hacer ayunos cortos.
- Saciedad precoz, con plenitud rápida y excesiva.
- Mala digestión, con pesadez y lentitud.
- Evacuaciones insuficientes, con tendencia a la dificultad y el estreñimiento.
- Bajo tono vital, cansancio y debilidad energética.
- Pereza, embotamiento, indolencia, apatía, tristeza.

3. *Vishama agni.*

Este es un tipo de perturbación donde *agni* no es estable sino **irregular y fluctuante.** En función de su aumento o debilidad, podrá presentar síntomas correspondientes. Las personas de *prakriti vata,* están más predispuestas a este tipo de alteración del fuego digestivo.

La creación de *ama*

Cuando el fuego digestivo es débil, la digestión de los alimentos es incompleta. En lugar de separar adecuadamente por un lado los principios nutritivos que darán lugar al plasma nutritivo —*rasa dhatu*—, y por otro los productos de desecho que formarán las heces, **la digestión incompleta y defectuosa genera un residuo tóxico conocido como *ama*.**

Esta sustancia de naturaleza fría, densa, pegajosa impide el fluir correcto de los nutrientes, de los *malas,* y de los *doshas,* a través de los canales del cuerpo conocidos como **srotas.** Por su naturaleza opuesta a las cualidades de *agni*, lo debilita cada vez más, produciendo un **círculo vicioso,** que empieza por afectar en primer lugar al tubo digestivo, al proceso enzimático de la digestión, la asimilación de los nutrientes y a la eliminación de los productos de desecho, todo lo cual intensifica la producción de *ama*.

Podemos decir sin duda, que *ama* se encarga por sí mismo de crecer y prosperar en el organismo, una vez que ha sido formado, acabando por viajar fuera del aparato digestivo, obstruyendo los *srotas* y acumulándose en los tejidos y órganos, impidiendo la nutrición y formación de los *dhatus* y la eliminación de los productos de desecho del metabolismo celular.

Los **síntomas y signos** de la presencia de *ama* son:

- Lengua con saburra, pastosa, con algún sabor, especialmente tras el descanso nocturno.
- Síntomas digestivos como falta de apetito, saciedad fácil, pesadez después de comer, náuseas, vómitos.
- Dificultad para despertar, con pesadez, embotamiento, cansancio.
- Bajo nivel de energía.
- Dolor, tensión y rigidez muscular.
- Heces, orina y sudor con olor fuerte.

Las **causas** que producen *ama* son semejantes a las que debilitan *agni,* pues ambos tienen una relación proporcional: **a mayor debilidad de *agni* mayor producción de *ama* y a mayor cantidad de *ama* en el sistema, mayor debilidad de *agni:***

- Exceso de comida o comidas excesivamente pesadas (grasas, dulces), en mal estado, o que han sido cocinadas y preparadas hace tiempo.
- Comer sin apetito o cuando aún no se ha digerido la comida anterior.
- Comer demasiado tarde. Las cenas tardías y copiosas son una de las mayores fuentes de ama y de alteración

del fuego digestivo. Ya lo dice la sabiduría popular: "de grandes cenas están las sepulturas llenas".
- Comida demasiado fría, helados, (la comida habitualmente debe ser ingerida caliente para favorecer el *agni*).
- Exceso de bebidas durante la comida o de bebidas frías (el frío es una cualidad opuesta a *agni).*
- Supresión de los impulsos naturales que eliminan los productos de desecho (evacuación, micción).

Además el exceso de contaminación ambiental, de abonos químicos y pesticidas en la agricultura, de cosmética derivada del petróleo que es absorbida directamente por la piel sin que medie un "sistema digestivo" cutáneo, constituyen una fuente adicional de toxicidad que agrava *ama* al no poder ser digeridos o eliminados adecuadamente.

La alteración de los *doshas*

El tercer factor implicado y clave en la génesis y manifestación de la enfermedad son los *doshas. Dosha* es una palabra que además de hacer referencia a los principios operativos de la fisiología, también lo hace a todo aquello capaz de desequilibrarse y afectar por tanto negativamente a los *dhatus* y a los *malas.* En los textos ayurvédicos encontramos sentencias como las que siguen, referidas a la palabra *dosha:*

"Aquello que es capaz de viciar otras sustancias".
"Aquello que vicia tanto el cuerpo como la mente".
"Aquello que tiene el poder de producir enfermedades".

Así pues, cuando los *doshas* se alteran originan la enfermedad. Los síntomas y signos son producidos por los mismos *doshas*. Por eso en **ayurveda** no se hace tanto hincapié en descubrir la causa exógena, única e improbable, de una enfermedad, sino en atender el *dosha* desequilibrado a través de las cualidades opuestas.

La manifestación de la enfermedad suele seguir una progresión bien definida, que si se es capaz de detectar en los estadios iniciales, tendrá una cura fácil, mientras que los estadios finales son difíciles o imposibles de curar. Esta progresión mediada por los *doshas* se conoce como ***shat kriya kalpa***[1]. Los *doshas* pueden ser perturbados por causas externas (microorganismos, traumatismos, temperatura, alimentos en mal estado, etc.) o por causas internas (debilidad de *agni,* presencia de *ama*). Esta **alteración o viciado de los *doshas,* es el responsable de los síntomas de la enfermedad** a lo largo de **seis estadios de progresión:**

1. Acumulación.
2. Intensificación o agravación.
3. Difusión.
4. Localización.
5. Manifestación.
6. Complicación.

El *dosha* empieza a **acumularse** en el lugar donde ha sido perturbado o en su asiento principal en el tubo digestivo. En este estadio apenas hay una expresión sutil de

---

1. *Shat:* seis. *Kriya:* acción o tratamiento. *Kala:* tiempo.

los síntomas. Si no lo atendemos y corregimos, el *dosha* continúa aumentando, dando lugar al estadio dos de **intensificación o agravación,** donde los síntomas locales se tornan más evidentes.

Si estos síntomas se suprimen sin más, sin resolver su origen (la perturbación del *dosha*) o simplemente no se atienden, se alcanza el tercer estadio de **difusión** donde el *dosha* ya muy perturbado, no puede ser contenido en el órgano o asiento, y difunde a los tejidos vecinos o a los que mantienen afinidad con la naturaleza del *dosha.*

El *dosha* perturbado viaja por los canales del cuerpo hasta encontrar un lugar propicio para **localizarse,** cuarto estadio, y comenzar los primeros signos de una enfermedad declarada que acabará, sino se remedia, expresándose plenamente en el estadio quinto de **manifestación,** estadio donde se diagnostican las enfermedades en la medicina occidental. El sexto estadio de **especialización** o complicación constituye una enfermedad susceptible de ser paliada pero difícilmente curada.

La **prevención** siempre es más eficaz, más rápida y de menor coste que el tratamiento, por eso el **ayurveda** trata de hacer frente a los desequilibrios incipientes de los primeros estadios, evitando así la progresión de la enfermedad y la consecuente dificultad terapéutica.

Aunque los *doshas* pueden perturbarse, incrementándose, disminuyendo o viciándose (alterando alguna de sus cualidades naturales), habitualmente se tiende a tratar el

aumento de un *dosha*, puesto que ellos son interdependientes, y la disminución de un *dosha* cursará siempre con el incremento de otro. Y siempre es más fácil "restar y eliminar el exceso", que "sumar y añadir a lo que falta".

Síntomas debidos al aumento de los *doshas*

SÍNTOMAS DE DESEQUILIBRIO DE *VATA*	
Intelecto y atención	Disperso, descentrado, distraído, sin atención, variable, cambiante.
Emoción y sensación	Ansiedad, inquietud, desasosiego, inestabilidad, nerviosismo, temor, inseguridad, falta de coraje, timidez. Hipersensibilidad auditiva y táctil.
Conducta	Prisa, precipitación, impulsividad, locuacidad.
Sueño	Sueño ligero, dificultad para coger el sueño, despertar temprano, insomnio de madrugada. Sueño inquieto, sueños de movimiento, aire, volar.
General	Cansancio, sin energía, vacío, desfallecido, mareo, temblor. Frío, frialdad, sensible al viento, deseo de abrigarse. Dolor irregular y cambiante.
Apetito	Variable. Deseo de alimentos y bebidas calientes.
Digestión y eliminación	Variable. Hinchazón, distensión, flatulencia, obstrucción (dificultad) intestinal, estreñimiento, heces secas y duras. Falta de transpiración.
Horario	Empeoramiento de madrugada y al atardecer. En otoño. Viajando.

Tabla 12A. **Desequilibrio de *vata*.**

Vata, al ser el *dosha* del movimiento, es el rey de los *doshas,* pues es el que tiene **capacidad de mover a los otros dos.** Por su ligereza e irregularidad, también será el menos estable y el **más susceptible a ser desequilibrado,** y el responsable del mayor número de síntomas y enfermedades. Se dice que *vata* es el responsable de ochenta categorías distintas de enfermedad, mientras que *pitta* solo lo es de cuarenta y *kapha* de veinte patologías.

SÍNTOMAS DE DESEQUILIBRIO DE *PITTA*

Intelecto y atención	Hiperactividad mental, meticulosidad, adicción al trabajo, a las metas.
Emoción y sensación	Irritabilidad, impaciencia, ira, cólera, competitividad, ambición confianza. Hipersinsibilidad visual.
Conducta	Controlador, prisa, exceso de organización, vehemencia, violencia, intensidad.
Sueño	Sueño perturbado, despertar al poco de dormirse. Sueños de fuego, violentos, de lucha, de discusiones.
General	Exceso de calor, deseo de cosas frías, sensaciones de calor, de ardor, de acidez. Toda inflamación, fiebre, erupción, ardor.
Apetito	Intenso, voraz, regular. Sed excesiva.
Digestión y eliminación	Fuerte, acidez, ardor, reflujos. Tendencia a ir laxado, heces blandas, olor fuerte. Transpiración abundante, olorosa. Excreciones amarillentas.
Horario	Empeora a mediodía, a medianoche, en verano, con fuentes de calor.

Tabla 12B. **Desequilibrio de *pitta.***

Por otro lado la **sociedad en la que vivimos** propicia un ritmo de vida ***vata-pitta.*** Las prisas, el exceso de trabajo, las preocupaciones, los horarios antinaturales, el exceso de viajes, etc. no le hacen ningún favor a *vata,* ya de por si variable e influenciable. Por tanto el tratamiento de *vata* es siempre **prioritario.**

SÍNTOMAS DE DESEQUILIBRIO DE *KHAPA*	
Intelecto y atención	Embotamiento, somnolencia, confusión.
Emoción y sensación	Tristeza, desmotivación, desilusión, resentimiento, apego. Pesadez, torpeza, adormecimiento.
Conducta	Lenta, torpe, introvertida, pasiva, indolencia.
Sueño	Pesado, profundo, letárgico, prolongado. Cuesta despertar y es muy fácil dormirse.
General	Cansancio, debilidad, falta de vigor y energía, pesadez física, flacidez. Congestión, hinchazón, mucosidad, edema, derrames sinoviales. Palidez.
Apetito	Ausencia de apetito, saciedad precoz.
Digestión y eliminación	Lenta, inactividad intestinal (estreñimiento), heces pegajosas difíciles de expulsar.
Horario	Emperoramiento por las mañanas, al anochecer. En invierno y primavera. Por frío y humedad.

Tabla 12C. **Desequilibrio de *kapha.***

Vikriti, la constitución adquirida

La constante influencia del entorno, los malos hábitos de sueño, de comida, de trabajo, las dificultades sociales o económicas, etc. van haciendo mella en nuestra fisiología, y sobrepasan con el tiempo o por la intensidad de las circunstancias vividas, los mecanismos homeostáticos de reajuste. Empezamos entonces a cambiar, a desequilibrarnos, alterando la constitución original con la que nacimos, hasta encontrarnos en una especie de nueva constitución, de nueva relación entre los *doshas*. Pasamos de ser, por ejemplo, *vata-pitta* a ser *pitta-vata* o peor aún *kapha-vata*. Este nuevo estado recibe, como veíamos, el nombre de **vikriti.** Es como salir del propio hogar, lleno de comodidades, para ir a vivir a un lugar poco afín a nosotros. En la *vikriti,* no somos lo mejor de nosotros, diría incluso, que ni siquiera somos nosotros mismos. Es como si empezáramos a estar en la piel de otro, nos cuesta reconocernos y es fácil que expresemos "yo nunca he sido así".

Los trastornos y enfermedades de la *vikritti,* suelen ser más graves y difíciles de curar, porque en ella nos hemos alejado de nuestro diseño original. Capas y capas de estrés, de suciedad, de desajustes, se han ido acumulando en nuestra fisiología, en nuestros *doshas* y esto acaba por alterar la proporción ideal de los mismos que teníamos en el momento de nacer.

Nuestra *prakriti,* nuestra naturaleza, es el lugar donde nos reencontramos con nuestra esencia, donde nos sentimos soportados en el mejor de los sentidos. Es además el lugar o el estado donde funcionamos con el menor desgaste, con la marcha más cómoda, con la menor resistencia y la mayor satisfacción. Este conocimiento nos permite saber cuándo un tratamiento es correcto o incorrecto. La medicina occidental trata con "éxito" numerosas enfermedades. Curar, para la medicina occidental, es hacer desaparecer los síntomas de la enfermedad. Su explicación es simple, sin síntomas no puede haber enfermedad. Sin embargo, ¿cuántas veces la desaparición de los síntomas, no se acompaña de una sensación de verdadero bienestar, más allá de la mera ausencia de éstos?

Frecuentemente los síntomas son sustituidos por otros y el argumento de la medicina occidental es que la enfermedad anterior se curó, y ahora con otros síntomas, la enfermedad es otra.

Sin embargo, desde la perspectiva ayurvédica, no se ha efectuado ninguna cura, simplemente la enfermedad ha cambiado de apariencia, es como dice el refrán, "el mismo perro con diferente collar". Si realmente se hubiera efectuado la cura, no solo **no se presentarían nuevos síntomas,** sino que la persona se habría sentido bien distinta, **más próxima a sí misma, más establecida en su verdadera constitución y naturaleza.**

Muchos pacientes a lo largo de estos años me han expresado "hace años que no me sentía tan bien" o "ahora vuelvo a ser yo". Es el efecto de limpiar la fisiología, regular los *doshas* en la dirección de la propia *prakriti,* y nutrir los *dhatus,* y mejorar o restaurar **la conexión con el Ser.**

Capítulo 8
Restaurar la conexión

El objetivo principal del **ayurveda** es reconectar la psico-fisiología con el **campo de inteligencia y Conciencia Pura** que constituye su origen.

El **cuerpo,** como materia, se encuentra en el extremo más alejado de la Fuente y por tanto no puede expresar fielmente las cualidades puras del campo del que surge. Por su parte, la **mente** se proyecta de forma natural hacia fuera, hacia la multiplicidad, por el tirón que ejercen los sentidos de percepción sobre ella, siempre bombardeados por los estímulos sensoriales provenientes de los objetos de la naturaleza. El **intelecto** se pierde en la diversidad y ya no puede discernir el Ser del no-ser.

Desde que te levantas, tu atención se posa en cientos de estímulos, detalles, personas, situaciones, etc. Hay días que cuando te acuestas apenas has tenido un momento de pausa, de **estar simplemente consciente de ti.**

Identificados y secuestrados por el ruido mental y la ilusión de la diversidad, somos expulsados del paraíso a un mundo hostil, de permanente cambio y de valores opuestos: frío-calor, placer-dolor, salud-enfermedad, vida-muerte, tú-yo, bueno-malo, etc.

Principios de prevención y tratamiento

A raíz de este "olvido" del Ser, toda la casa esta vuelta del revés, pues con el propietario ausente los sirvientes han perdido su dirección y en lugar de trabajar en equipo para el dueño de la casa, solo trabajan para sí mismos y de manera descoordinada. Cuanto más tiempo transcurra sin la presencia del propietario, más caos y deterioro acontece en la casa, hasta que la situación se vuelve insostenible y la casa finalmente se abandona y se deja perder.

En esta situación de pérdida nos encuentra el **ayurveda** y con un guiño nos invita a *mirarnos a través de sus ojos, mientras nos susurra al oído su revelador mensaje:*

"Establécete en tu Ser, en tu naturaleza esencial, pues eres conciencia, no materia *(svastha)*".

"Purifícate en cuerpo y mente y saca de ti aquello que no pertenece a tu diseño original, para que puedas desarrollar la pureza y metabolizar toda experiencia en dicha y toda materia en conciencia *(ama/agni)*".

"Conoce cómo y de qué forma te has desviado de tu singularidad, de tu constitución natural, para que puedas volver con paso firme a la mejor expresión de ti mismo *(vikriti/prakriti)*".

"Nutre y fortalece cada tejido y célula de tu cuerpo para que la vida te acompañe largo tiempo y el Ser pueda expresarse en plenitud *(dhatus/ojas)*".

Los medios que utiliza el **ayurveda** para desarrollar todo tu potencial de salud se pueden sintetizar en:

- *Yoga.* Meditación.
- *Ahara.* Alimentación.
- *Vihara.* Estilo de vida.
- *Chikitsa* o *aushadhi.* Terapéutica que puede ser dividida en dos grandes áreas:
  » *Shamana.* Que significa paliar, y que va destinada a disminuir los síntomas y aliviar el sufrimiento de la enfermedad.
  » *Sodhana.* Purificar, es decir eliminar las causas que originan los síntomas y la enfermedad.

Los **tres primeros** cobran toda su importancia en el ámbito de la **prevención** de la enfermedad mediante hábitos saludables de vida y forman además, parte esencial de toda terapéutica, al favorecer una mejor y más rápida acción de los tratamientos.

Cuando **un enfermo entra en respuesta de relajación** a través de la práctica de la meditación y la confianza en el médico y regula su dieta y sus ritmos de vida –sueño, horarios de comer, ejercicio, etc.– se vuelve mucho más sensible a las acciones terapéuticas. Pretender que un tratamiento actúe al 100% sin la participación activa del enfermo y sin modificar sus hábitos y condiciones de vida es simplemente una quimera, pues **la salud echa raíces en el modo de vivir.**

En los pequeños desequilibrios cotidianos, basta con aplicar adecuadamente los tres primeros elementos para evitar que los *doshas* y *ama* sigan acumulándose, resolviendo rápidamente la causa del malestar.

La práctica del **ayurveda** se favorece cuando eres sensible y abierto a las necesidades y las señales de tu cuerpo. Y cuanto más en contacto estés contigo y con tu cuerpo, más lo estarás también con la Inteligencia interna que te regula.

Meditación

En el estado meditativo, la mente se encuentra asentada en la Conciencia Pura. Todas las practicas del yoga son atencionales e implican un uso especifico de la atención para llevar la mente a un estado de quietud y presencia. El yoga es, en su misma definición, **meditación.**

En este viaje hacia la calma y el silencio interior, la mente deja de proyectarse hacia el exterior. Al entornar las puertas de los sentidos, la mente deja de recibir las impresiones y estímulos exteriores, y el cerebro entra en un modo alfa de ondas cerebrales, especialmente en el lóbulo occipital que procesa las señales visuales. Este patrón alfa indica que la mente y el cerebro se encuentran despiertos pero en reposo. Es el primer paso, para que a través de una **técnica meditativa de atención pasiva libre, no dirigida**

ni concentrativa,[1] la mente bucee profundamente en sí misma, aquietando su movimiento habitual propio del estado de vigilia. Dos características claramente perceptibles se encuentran simultáneamente en el estado meditativo:

- Silencio, calma, paz y serenidad.
- Claridad, lucidez, alerta y consciencia.

Dicho estado nos muestra que la conciencia permanece, incluso en ausencia de pensamiento y ruido mental. **La conciencia es una entidad distinta de la mente,** porque cuando la segunda se aquieta y cesa en su funcionamiento ordinario, la primera se acrecienta y se torna evidente de la misma manera que el fondo de un lago solo puede ser visto cuando las aguas están calmadas.

Este estado mental, induce una **profunda respuesta de relajación en la fisiología,** al estimular desde el diencéfalo una respuesta vegetativa que desactiva el sistema nervioso simpático y activa el parasimpático. Esto extingue la respuesta de estrés, de lucha o huida y estimula los mecanismos homeostáticos de restauración.

En términos ayurvédicos la meditación equilibra principalmente *vata* y *pitta* –que aumentan en toda reacción de estrés–, y mejora el estado de *agni,* pues la activación parasimpática restaura los procesos enzimáticos de

---

1. Para más información puedes consultar en esta misma colección de Guíaburros, el libro número 108, *GuíaBurros: Meditación. Una guía para serenar la mente y desarrollar la atención,* del mismo autor.

la digestión –*pitta dosha*– y también el movimiento normal del peristaltismo –*vata dosha*–. *Vata* es esencialmente catabólico, consume energía, mientras que *kapha* es el *dosha* anabólico, que guarda y almacena la energía, y es responsable del crecimiento de los tejidos y el cuerpo. Al equilibrar *vata,* se produce una respuesta de relajación, entrando en una fase de recuperación, regeneración y reconstrucción, que permite que los *dhatus* se fortalezcan y destilen una mayor cantidad de *ojas,* sustancia que estabilizará no solo la salud psicofisiológica, sino también el proceso y la experiencia meditativa, a través de su efecto calmante y refrescante sobre la mente.

Aquietar regularmente la mente también significa que te haces más y más consciente de aquello que mete ruido en ella y que secuestra la consciencia de ti mismo. El compromiso y la regularidad en la práctica de la meditación permitirá la experiencia creciente de una nueva realidad de ti mismo, más allá de los condicionamientos, creencias y roles que desempeñas. Con el tiempo tu sentido de identidad va trascendiendo las diferentes facetas de tu personalidad, para arraigarse en una sensación cada vez más profunda e innata de identidad que no está sujeta a las actividades de la mente o a las circunstancias de la vida. Progresivamente vas estableciéndote en tu propio Ser –*svastha*– y es entonces cuando tu potencial de salud se realiza por completo.

Las tres actitudes

Existen muchos otras aspectos prácticos de la ciencia del yoga que acompañan y favorecen la experiencia meditativa y la práctica del **ayurveda.** De ellos quiero reseñar tres actitudes y comportamientos descritos en la obra de *Patanjali,*[2] y que constituyen el *kriya yoga* o yoga de la acción.

- El primero es el **conocimiento de ti mismo** *–svadhyaya–*. Necesitas prestarte atención, estar presente, a fin de descubrir tus fortalezas y tus debilidades. Todo en la psicofisiología habla, si tienes oídos para oír. Los *doshas* se manifiestan en todo lo que piensas, sientes y haces y son a la vez influenciados por múltiples variables de tu mundo interno y externo. *Agni* se muestra en tu apetito, en los alimentos que deseas y en tu digestión de ellos y de las experiencias que vives, pues ellas también deben ser digeridas y asimiladas. Cómo te tomas la vida es una cuestión también, del estado de tus *doshas,* de tu *agni,* de tu *ojas.*

  Para poder respetar y cuidar tu fisiología, primero debes conocerla, debes conocerte, percibir íntimamente tu *prakriti,* tu psicofisiología única, que es mucho más auténtica que las modas y las demandas sociales. Solo entonces podrás tomar elecciones y acciones concretas que te aporten salud y equilibrio porque sabrás distinguir

---

2. Patanjali fue el autor de los *Yogasutras,* texto fundamental donde se codifica en ciento noventa y cinco aforismos la ciencia del yoga.

y respetar las señales propias desechando las ajenas. Cuando descubres por qué y desde dónde haces lo que haces, estarás en posesión de poder elegir una mejor razón y un mejor lugar de ti mismo para actuar, para cuidarte y nutrirte con cada acción que realices.

- Para obtener resultados necesitas emprender y hacer, así que el segundo elemento es la **acción** –*tapas*–, que nace del **esfuerzo y de cierta autodisciplina** necesaria para cambiar algunos de tus hábitos, que sabes o empiezas a intuir a través de *svadhyaya,* que no te ayudan a sentirte mejor. Quizás necesites cambiar tu alimentación, reducir el alcohol, equilibrar los alimentos de acuerdo con tu constitución, dormir más o levantarte antes. Todo ello requiere algo de determinación y esfuerzo, pero pronto tu inversión y dedicación tendrá su recompensa con el aumento del vigor, la determinación, la salud y el bienestar.

  Recuerda cada día que el autocuidado es un proceso activo, no pasivo, es diligente no perezoso. Evita auto justificarte y aplica sin demora los ajustes necesarios en cuanto tomes consciencia de los primeros síntomas y señales. Asume plena responsabilidad sobre tu salud, pues ella es directamente proporcional a la disciplina libremente elegida e inteligentemente establecida.

- Sin embargo, en una sociedad obsesionada por el logro material, por el éxito, la hiperactividad, la exigencia y la prisa, necesitas desarrollar un tercer componente que hace referencia a la **pausa, la relajación y la aceptación**

—Ishvara pranidhana—. Ella es también una actitud, un movimiento interior que equilibra la voluntad y el esfuerzo de *tapas*.

A través de *Ishvara pranidhana,* te entregas al ser interior, a la inteligencia que permea tu fisiología. Rendirte a su mensaje es sintonizarte con la vida que habita en ti y dejar que ella opere con libertad, sin resistencias. Es también reconocer que no lo sabes todo, que no lo puedes todo y que algo más grande, sabio e inteligente te anima y te da soporte.

Confianza, fe, recuerdo, trascendencia, son palabras que pueden llevarte a expresar profundamente, en el día a día, la actitud de entrega y abandono que *Ishvara pranidhana* propone.

Capítulo 9
Alimentación y estilo de vida

Ahara y *vihara*, constituyen dos grandes pilares de la acción preventiva y terapéutica del **ayurveda.**

Ahara, la alimentación

La dieta y los procesos fisiológicos asociados a ella juegan un papel crucial en la prevención y curación de la enfermedad. En *ahara*, tres aspectos deben ser atendidos:

1. El factor interno, es decir la **capacidad digestiva** que depende del estado de *agni*, pues es el responsable de crear un alimento interno capaz de nutrir adecuadamente al organismo.
2. El tipo de **alimento externo** que ingieres para ser transformado y que debe estar de acuerdo con tu *prakriti* o constitución.
3. La **forma en que comes.**

Digestión y ayuno

Un buen sistema digestivo, transformará el alimento en una esencia nutritiva para los tejidos y una sustancia de desecho que será convenientemente eliminada. Pero cuando *agni* no funciona correctamente, incluso con el mejor de los alimentos el resultado de la digestión producirá un tercer elemento anómalo llamado *ama*. Así que **agni y ama son interdependientes y opuestos.** Cuanto más débil se encuentre *agni,* mayor producción y cantidad de *ama* se encontrará en el sistema y viceversa, pues *ama* debilita el fuego digestivo y metabólico.

La digestión y los procesos enzimáticos de desintoxicación, que se encuentran principalmente en el hígado, uno de los asientos de *agni,* son dos aspectos complementarios de la función metabólica. Si el fuego se debilita también lo harán sus procesos asociados y no solo nos nutriremos peor a causa de un alimento interno inadecuado, sino que no podremos deshacernos bien de los productos de desecho metabólicos, ni de *ama* que crecerá más y más en nuestros órganos y tejidos.

Una de las formas más eficaces para reequilibrar *agni,* es **regular adecuadamente la cantidad y calidad de los alimentos ingeridos.** El ayuno se ha utilizado en todas las culturas y religiones como una forma de mantener la salud y elevar el espíritu y constituye una forma muy eficaz de mejorar la función digestiva y metabólica.

Existen muchos tipos de ayuno, cada uno con sus indicaciones y contraindicaciones. Para cada caso concreto y para cada *prakriti,* el **ayuno debe ser individualizado,** pues los tejidos necesitan nutrición y el ayuno es por definición la ausencia de nutrición física, así que hay que ajustar muy bien el tipo y el periodo de ayuno, para que *agni* se fortalezca y el cuerpo se depure sin que los tejidos sufran de inanición. Un exceso de ayuno debilitará *agni* y los *dhatus*.

Sin embargo todos ayunamos cada día. Así pues, podemos aprovechar este ayuno natural y fisiológico y potenciar su efecto a través de lo que se denomina **ayuno intermitente** y que todas las constituciones ayurvédicas pueden hacer sin riesgo. El ayuno intermitente es clave para **mantener la salud del aparato digestivo,** el *jatharagni,* el fuego principal del que dependen los otros fuegos metabólicos.

Uno de los efectos que produce la ausencia de ingesta, es la activación del **Complejo Migratorio Motor** (CMM), una serie de contracciones peristálticas que se producen en cuatro fases con el objetivo de limpiar el tubo digestivo de restos alimenticios y de bacterias y por supuesto de *ama.* Estos movimientos son detenidos cuando comes. Si picoteas entre comidas o no pasa suficiente tiempo entre ellas, no podrás limpiar bien tus intestinos a través del CMN.

Vata rige el movimiento, y es el responsable de este CMM (especialmente el *sub dosha samana vata*). Un exceso de *vata* en el sistema disminuye el movimiento del CMN, y ello conlleva un aumento de *ama,* el cual, por su propia naturaleza densa, fría y pegajosa, obstruirá aún más el movimiento.

La **microbiota** es el conjunto de microorganismos del aparato digestivo que desempeña numerosas acciones digestivas y metabólicas, por lo que la podemos considerar al igual que al resto de los sistemas enzimáticos, un componente esencial del fuego digestivo. Esta **microbiota es regulada** por factores complejos como:

- El tipo de alimentos que consumes.
- El estado de tu sistema nervioso entérico (regulado fundamentalmente por *vata*).
- El normal funcionamiento de tu sistema inmune, es decir de *ojas,* pues el 80 % de tus respuestas inmunes se localiza a nivel digestivo.
- La integridad de la mucosa digestiva.

El CMM no solo limpia el tubo digestivo de restos alimenticios, también mantiene la microbiota en un estado de **eubiosis**[1] evitando la excesiva proliferación bacteriana fuera de su nicho biológico. Actualmente uno de los problemas más frecuentes que encontramos es la existencia de **sobrecrecimiento bacteriano** en el intestino delgado, *SIBO,* por sus siglas en inglés, y que constituye un tipo de **disbiosis,** responsable de numerosa sintomatología digestiva y general por su acción sobre la digestión y asimilación de nutrientes.

---

[1]. Eubiosis y disbiosis son dos estados diferentes de la microbiota, en función de su diversidad y composición. Eubiosis hace referencia a una microbiota normal y equilibrada que asegura una influencia benéfica sobre la salud en todos los niveles. Por el contrario, disbiosis es el desequilibrio en la composición bacteriana, con efectos desfavorables para la salud del individuo.

Estrategias de ayuno intermitente

- De forma habitual, diaria, todos deberíamos guardar un periodo nocturno de ayuno de 12 h.
- Ayunos de **14/10 a 18/6 horas.** Es decir que restringimos la ingesta alimenticia a un rango de 10 o 6 h. respectivamente. *Vata* tolerará mejor el ayuno de 14 h. mientras que *kapha* podrá extenderse sin demasiado problema a las 18 h. varios días a la semana.
- **Ayunos de 23/1,** es decir veintitres horas sin comer y una hora donde se ingiere toda la comida del día. Estos ayunos son algo más exigentes y pueden ser necesarios en constituciones *kapha,* con sobrepeso y signos de *ama* en el sistema.

El ayuno nocturno de 12-14 horas mantendrá en buenas condiciones el aparato digestivo y para lograrlo solo hay que adelantar un poco la cena y retrasar algo el desayuno. Pero si queremos un efecto extradigestivo a nivel metabólico y celular debemos extender el tiempo de ayuno a las 16 h. o más, para poner en marcha procesos de **autofagia,** es decir de "reciclado" de células y sustancias anómalas, lo que equivale a eliminar el *ama* que se encuentra fuera del tubo digestivo, en el espacio del tejido medio o conjuntivo que sirve de matriz para la nutrición y eliminación de las células de los tejidos nobles. Este efecto sobre la eliminación de *ama* puede ser potenciado a través de simples acciones que, sin romper el ayuno, **aumentan *agni,*** pues no olvidemos que irá debilitándose conforme se prolongue el tiempo de ayuno, y que **sin *agni* no hay desintoxicación ni purificación:**

- Beber agua caliente, a intervalos regulares y en pequeños sorbos. El agua debe estar bien caliente y tomarse
  cada 20-30 minutos.
- Añadir al agua, especies picantes, como el jengibre, la
  pimienta, la cúrcuma, que por su sabor y *virya* incre-
  mentan el fuego.
- Mantener el cuerpo caliente, mediante ropa, baños calientes o de vapor, ejercicio moderado. Ello aumentará
  la purificación de los tejidos.

El ayuno bien dosificado aporta numerosos beneficios,
que se encuentran bien documentados, a nivel del cerebro,
la sangre, el sistema inmune y ciertas enfermedades como
algunos tipos de cáncer, reumatismos, alergias, autoinmu-
nes, etc.

La dieta

Los alimentos inciden directamente en el cuerpo, la mente
y los *doshas* a través de:

- El sabor primario –*rasa*– es decir aquel que porta la
  naturaleza del alimento, el que siente tu lengua antes
  de que *agni* empiece a actuar sobre él. Son seis, **dulce,
  salado, ácido, picante, amargo y astringente.**
- El sabor posdigestivo –*vipaka*– que es el que queda
  después del proceso digestivo. Son tres, **dulce, ácido
  y picante.**
- El efecto potencial del alimento –*virya*– que produce
  en el organismo **calor o frío** y **humedad o sequedad.**

- Las cualidades –*gunas*– que portan los alimentos en función de los cinco elementos que los constituyen y que se detallan en la tabla 4 de la pág. 64.

Puedes utilizar todos estos elementos para equilibrar tus *doshas* en función del siguiente axioma del *Charaka Samhita:*

> "Lo semejante es la causa del aumento de todas las cosas en todo momento, y lo distinto es la causa de su disminución. En el contexto del tratamiento del cuerpo, lo semejante causa un aumento y lo distinto una disminución de los constituyentes del cuerpo. Lo semejante combina y lo distinto diferencia; lo semejante es lo que concuerda, mientras que lo distinto es lo que discrepa".

Así, ante un desequilibrio de **vata** aumentar los sabores **salado, ácido** y **dulce,** y disminuir el amargo, picante y astringente. Ante un desequilibrio de **pitta** aumentar el **amargo, dulce** y **astringente** y disminuir el, picante, ácido, salado. Cuando **kapha** se ha desequilibrado aumentar **picante, amargo, astringente** y disminuir el dulce, ácido y salado (tabla 13, pág. 134). Existen preparados conocidos como **churnas** a base de mezclas de especies que contienen los seis sabores en proporciones adecuadas para equilibrar los tres *doshas* y que pueden utilizarse para condimentar los platos mientras se cocinan o cuando son servidos en la mesa. Así *churna vata* significa que equilibrará el *dosha vata.* La **energía potencial** de los alimentos está relacionada con los elementos constituyentes y por consiguiente con el sabor del alimento (tablas 14 y 15, pág.134).

	Dulce	Ácido	Salado	Picante	Amargo	Astringente
	Tierra-Agua	Tierra-Fuego	Agua-Fuego	Fuego-Aire	Aire-Espacio	Espacio-Tierra
Kapha	++	+	+	– –	–	–
Pitta	–	+	+	++	– –	–
Vata	–	–	– –	+	++	+

Tabla 13. **Efecto de los sabores sobre los *doshas*.** +, producirá un aumento del *dosha* y –, una disminución del *dosha*. Así, el dulce es el sabor que más agrava *kapha* y el picante el que más lo disminuye.

	Dulce	Ácido	Salado	Picante	Amargo	Astringente
	Tierra-Agua	Tierra-Fuego	Agua-Fuego	Fuego-Aire	Aire-Espacio	Espacio-Tierra
Caliente		++	+	+++		
Frío	+				+++	++
Húmedo	+++	+	++			
Seco				+++	++	+

Tabla 14. **Sabores y energía potencial.** El picante, por ejemplo, posee el *virya* más caliente y seco.

	EVITAR		FAVORECER	
	Temperatura	Humedad	Temperatura	Humedad
Kapha	Frío	Húmedo	Caliente	Seco
Pitta	Caliente	Seco	Frío	Húmedo
Vata	Frío	Seco	Caliente	Húmedo

Tabla 15. **Energía potencial y *doshas*.** *Kapha* se agravará con los sabores y alimentos que contengan un *virya* frío y húmedo, mejorándose por lo caliente y seco.

La forma de comer

La digestión depende de tu *agni* y de tus *doshas.* Uno de los factores más nocivos para ambos es el estrés. Comer bajo presión, angustiado o con prisa, sin duda alterará el proceso digestivo, que requiere de una desactivación simpática para llevarse a buen término. Como el factor más importante es tu capacidad para digerir la comida que tomas, la actitud con la que te sientas a la mesa es fundamental.

- Tomate un pequeño **tiempo de pausa** entre tu trabajo y actividad y el hecho de comer. Siente tu cuerpo, identifica tu sensación de hambre, respira profundamente para relajar el sistema nervioso o medita unos minutos antes de comer.
- **Siéntate para comer,** pues la postura influye en el estado de tu sistema nervioso. Además necesitas contrarrestar los efectos de la gravedad cuando comes. El sistema musculo esquelético está diseñado en parte, para luchar contra la gravedad y mantener la posición erguida. Numerosos sistemas de sostén mantienen los órganos en su posición y éstos realizan su función gracias a su posición anatómica. El estómago es un órgano capaz de adaptarse a cualquier cantidad de comida y eso significa que el peso de lo ingerido distenderá sus paredes tirando de los ligamentos de sostén. Al sentarte aumenta la presión sobre la cavidad abdominal y evitará que el peso del alimento distienda en exceso el estómago y lo prolapse.

- **Toma consciencia del acto de comer.** La atención mejora el proceso digestivo de varias formas:
  — Evita que tengas que **"digerir" también otros estímulos** –conversación, televisión, ruidos, etc.– al mismo tiempo. Así todo tu *agni* se concentrará en el proceso de transformación del alimento.
  — El **sabor nutre** desde el mismo momento que toca la lengua, pero cuando funcionamos en "piloto automático" sin darnos cuenta, somos incapaces de "saborear" el alimento lo suficiente para absorber la energía de la cualidad sutil de *rasa*.
  — Cuando **centras la atención produces una respuesta de relajación,** indispensable para iniciar correctamente la digestión.
  — Si **comes conscientemente,** percibirás más nítidamente la **sensación de saciedad** que indica que tus necesidades de energía y nutrientes han sido satisfechas o que tu *agni* ya no puede seguir digiriendo correctamente más comida. El exceso de comida se transformará en *ama* en el peor de los casos o se almacenará como grasa en el tejido adiposo, aumentando *kapha*.
  — Cuando prestas atención **masticas mejor** evitando tragar porciones semisólidas del alimento sobrecargando el estómago. La función de la masticación y la insalivación es, además de iniciar la digestión, transformar el alimento sólido en líquido, pues el estómago no tiene dientes para triturar los sólidos.
- **Bebe con moderación en la comida.** Un exceso de líquidos diluirá en exceso las enzimas digestivas y debilitará *agni,* de la misma forma que el agua apaga

el fuego, especialmente si lo que bebes está muy frío. Bebe siempre con moderación tanto dentro como fuera de las comidas, pues el efecto sobre *agni* es el mismo. Da **preferencia a bebidas calientes** que estimulan el poder digestivo y mejorarán la digestión. *Pitta prakriti* es la única constitución que por su exceso de calor y fuerte *agni,* puede tomar bebidas y comidas más frescas.

- Prefiere, por la misma razón, **las comidas calientes.** El calor es necesario para la transformación del alimento. Tienes una capacidad digestiva limitada, una reserva de enzimas que se van agotando con el tiempo. Cuanto más fría, pesada, difícil sea la comida mayor gasto energético tendrás que transferir al alimento para poder digerirlo. Si gastas mucho de tu cuenta corriente pronto estarás en números rojos. ¡Ahorra tu *agni!*

- Establece **una rutina de comida y ayuno** y sé regular en tus horarios. Ello permite que la fisiología se adapte con menos esfuerzo y desgaste. Sigue en tus horarios de comer un ritmo solar, pues **tu *agni,* aumenta y decrece con el sol.** Así te será más fácil digerir una comida mayor y con mejor resultado a mediodía con el sol bien alto que por la mañana temprano o por la noche, cuando la intensidad de *agni* es menor. Cena temprano y ligero, para que tu sueño no se perturbe con un aparato digestivo en activo y para tener las suficientes horas de ayuno nocturno.

- **No comas hasta que hayas digerido la comida anterior.** Guíate por una sensación de ligereza y energía en el vientre y una **sensación corporal de hambre real,** que te indicarán cuando tu aparato digestivo está limpio y preparado para asimilar una nueva ración de alimento.

Vihara, el estilo de vida

Un estilo de vida saludable es otro de los pilares del **ayurveda,** pues muchas enfermedades se producen o se agravan por un mal estilo de vida. *Vihara* hace referencia a una gran cantidad de elementos cotidianos (relaciones sociales, el entretenimiento y ocio, el trabajo, el sueño, el ejercicio físico, los hábitos de conducta, etc.). Cómo vives determina tu estilo de vida.

Un *vihara* saludable regula diversos aspectos:

- *Dinacharya.* Rutina diaria.
- R*atricharya.* Rutina nocturna.
- *Ritucharya.* Rutina estacional.
- *Sadavritta.* Códigos de conductas.

Todos ellos buscan, en síntesis, sintonizar tu fisiología y conducta con los ritmos de la naturaleza, con el fin de que fluyas a favor de la corriente y no en contra. Cuando utilizas la energía y la dirección de las fuerzas de la naturaleza, ahorras energía, minimizas el desgaste y te vuelves más eficiente al sumar a tus actividades el apoyo de la energía y cualidad predominante en el momento del día y la estación. También nos indican sugerencias para contrarrestar los desequilibrios en función de estos mismos ritmos naturales. Por ejemplo si tienes problemas con el *dosha pitta,* tu estilo de vida deberá adaptarse con rutinas y conductas que disminuyan *pitta,* especialmente en los momentos en que predomine, de 10 a 2 h y en verano.

Dinacharya, la rutina diaria ideal

Constituye la rutina más importante. El **ayurveda** sugiere una rutina diaria ideal que es difícil de llevar a cabo en un sociedad estresada y acelerada, donde la falta de tiempo constituye un denominador común y una **verdadera enfermedad, la de vivir apresuradamente.**

No se trata de añadir más "deberías" a tu agenda sino de ir incorporando progresivamente algunas de las sugerencias de esta rutina ideal, en la medida de tus posibilidades y deseos.

Mañana:

1. Despierta y levántate antes del amanecer, en el tiempo *vata* (de 2 a 6 am hora solar). Hay una cualidad especial de ligereza y calma, cuando el día empieza a clarear. Despertar en esta hora aporta una cualidad de frescura en la mente y ligereza en el cuerpo, si has tenido la suficiente cantidad y calidad de sueño. Comprueba por ti mismo la diferencia de levantarte bien entrada la mañana en el tiempo *kapha* (de 6 a 10 am) donde notarás una mayor pesadez y somnolencia.
2. Vacía la vejiga y los intestinos. El predominio de *vata,* y su *sub dosha* principal –*apana*– ayuda a ello.
3. Lávate la cara y los ojos con agua fresca.
4. Raspa la lengua con suavidad con un raspador o cuchara, eliminando la capa de *ama* que durante el sueño se ha depositado en ella. Lávate los dientes, con

una pasta natural de hierbas, y un cepillo eléctrico de cabezal redondo (pues realiza mejor limpieza dental).

5. Limpia las fosas nasales con agua de mar diluida (30%). Pon dos gotas de aceite de sésamo en cada una y también en cada oído.

6. Realiza un enjuague con aceite de sésamo o de coco (antimicrobiano) durante 3-5 minutos. El aceite fortalecerá las encías, atrapará toxinas y regulará la microbiota bucal. No tragues el aceite, escúpelo en la basura, no en los desagües. Enjuágate con agua.

7. Realiza un automasaje –*abhyanga*– con aceite de sésamo curado o mejor con el aceite indicado para tu constitución y que al estar herbalizado, tendrá un efecto más profundo sobre los *doshas*. No te llevará más de 5-10 minutos masajear longitudinalmente los miembros y circularmente las articulaciones y tronco (puedes encontrar videos en YouTube de cómo hacerlo). El masaje es altamente recomendado en **ayurveda** para mantener la salud, fuerza y resistencia del organismo.

8. Date una ducha tibia-caliente terminando con fresca-fría, en función de la estación y de tu constitución. *Pitta* no tendrá problema con el agua fría, pero *vata* y *kapha* sí. Sin embargo la **hidroterapia fría y breve,** ejerce una poderosa acción en el fortalecimiento incluso de las constituciones frías si se aplica con conocimiento y prudencia.

9. Práctica de yoga. *Asanas* (posturas), *pranayama* (respiración) y especialmente **meditación.**

10. En las constituciones *kapha,* es muy importante el ejercicio físico en ayunas, ya que aumenta la flexibilidad

metabólica permitiendo así, una mejor disponibilidad de la energía guardada en el tejido adiposo y previniendo con ello el sobrepeso.

11. Desayuno adecuado a la **constitución, estación** y **actividad.**

12. La comida principal debe hacerse alrededor del mediodía solar, cuando *agni* es más fuerte, siguiendo las mismas recomendaciones que el desayuno.

Por la tarde, al terminar la jornada laboral:

1. Yoga. *Asanas, pranayama,* **meditación.**

2. Cena adecuada, ligera y temprana.

3. Paseo o actividad ligera y gratificante. Ocio familiar. Evitar estímulos y actividades intensas que exciten la mente y la fisiología, pues ello dificultará el sueño.

4. Acostarse temprano, preferentemente en tiempo *kapha* (6-10 pm hora solar), que aporta de manera natural una tendencia a la pausa y el descanso.

5. El **sueño** es otro factor crucial desde la perspectiva ayurvédica. No todas las constituciones necesitan las mismas horas de sueño, siendo *kapha* el que más horas duerme y *vata* el que menos. Presta atención a la **cantidad y calidad** de tu sueño para no minar tu salud.

www.ingramcontent.com/pod-product-compliance
Lightning Source LLC
LaVergne TN
LVHW090010180726
843489LV00001B/468

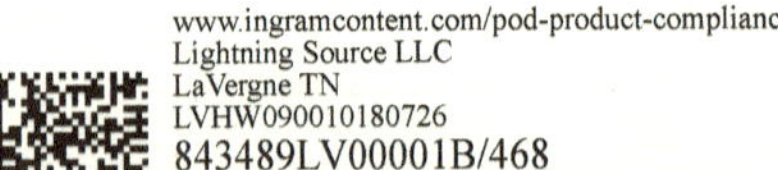